没有无影灯的手术

李炎唐回忆录

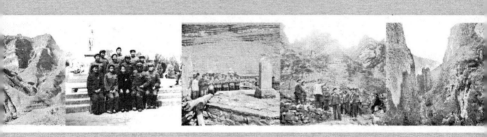

李炎唐◎著

四川科学技术出版社

图书在版编目（CIP）数据

没有无影灯的手术:李炎唐回忆录/李炎唐著. - 成都:
四川科学技术出版社,2015.5
ISBN 978 - 7 - 5364 - 8085 - 8

Ⅰ.①没…　Ⅱ.①李…　Ⅲ.①卫生工作 - 工作概况 -
长治市　Ⅳ.①R199.2

中国版本图书馆 CIP 数据核字(2015)第 097107 号

没有无影灯的手术
MEIYOU WUYINGDENG DI SHOUSHU

著　者	李炎唐
校　正	张光彩
出品人	钱丹凝
责任编辑	谢　伟
封面设计	王文红
责任出版	欧晓春
出版发行	四川科学技术出版社
策划排版	北京时代弄潮文化发展公司
成品尺寸	145mm × 210mm
	印张 4.75　字数 90 千
印　刷	北京市梨园印刷厂
版　次	2015年7月第1版
印　次	2015年7月第1次印刷
定　价	39.00 元

ISBN 978 - 7 - 5364 - 8085 - 8

李炎唐教授简介

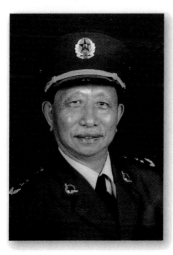

李炎唐（Li Yantang），1932年6月16日生，上海市人。1956年哈尔滨医科大学医学系本科毕业。美国哈佛大学医学院泌尿外科研究员，美国贝勒医学院博士后研究员。解放军总医院（301医院）和解放军军医进修学院泌尿外科主任、主任医师、教授（正军级），1978年起为研究生导师。第一批国务院政府特殊津贴获得者。全国政协第五、八、九届委员。中华泌尿外科学会和中华器官移植学会常委，中华医学会北京分会泌尿外科学会副主任委员和器官移植学会主任委员，中国透析移植学会副主任委员以及其他六个学会常委和委员，解放军泌尿外科专业组副组长（1978~1996），解放军泌尿外科专业委员会顾问（1996~ ）。中华泌尿外科杂志常务编委（1979~1997），中华器官移

植杂志、解放军医学杂志等六种杂志编委，中华医学和中华外科杂志编审。中国自然科学基金专业评审专家。中国医学基金会常务理事。首批中华医学会医疗事故技术鉴定专家库成员。国家劳动和社会保障部医疗保险项目评审专家。国际泌尿外科学会高级会员、美国泌尿外科学会和欧洲器官移植学会会员。1977年起为中央保健委员会专家。中国摄影家协会会员。从事医学泌尿外科学，精通泌尿外科理论和技术，特别在肾脏移植、腔道泌尿外科、前列腺增生症和癌、泌尿生殖系肿瘤等方面有精深的研究。

近几年作临床性医学研究。国际首创：（1）直视下经尿道电灼治疗尿道完全闭锁；（2）中药雷公藤多甙作为肾移植抗排斥药（国家自然科学研究基金课题）；（3）纤维黏合剂用于肾劈开取石术和肾肿瘤剜出术或部分切除术；（4）LH-RHA治疗睾丸切除后前列腺复发或转移癌（最长已20年）；（5）国际首先报告肾巨大错构瘤单纯切除肿瘤保存肾脏；（6）经尿道电切膀胱颈治疗女子神经性膀胱；（7）经尿道冷切外括约肌治疗男子神经性膀胱。是我国最早开展血液净化、肾移植和腔道泌尿外科手术（前列腺电切除、输尿管肾镜、经皮肾镜）学者之一，1977年10月20日所做第一例肾移植手术的病人是至今我国肾移植病人生活工作最长者（至2008年7月已30多年）。在我国最先发现并报道膀胱淀粉样变性和肉芽肿性前列腺炎，最早开展肿瘤剜出术治疗肾细胞癌（1987年最早两例手术的病人至今健在），最先报告下腔静脉癌栓取出治疗肾癌并发下腔静脉癌栓，最先报告用环磷酰胺治疗晚期前列腺癌，最先报告自体挤压综合征，等等。获全军科技成果二等奖3项、三等奖12项。两次获中华医学会北京分会优秀论文奖。主编《泌尿外科高科技》《二十一世纪泌尿外科手术图解》《新世纪肾脏移植学》《泌尿及男子生殖系创伤》和《泌尿外科手术并发症预防和处理》。参与撰写《泌尿外科学》《医学百科全书（泌尿外科卷）》《手术学全集·泌尿外科卷》《吴阶平泌尿外科学》《实用泌尿外科学》等16部大型著作。发表论文186篇，其中25篇在国际会议、书刊上发表。

自1975至1995年先后为邓小平、李先念、王震等21位党和国家领导人及13位中央军委委员做过手术。为柬埔寨国王诺罗敦·西哈努克和中国台湾吴大猷院长、澳门马万祺先生确诊。1992年6月受美国时代华纳公司董事长史蒂文·罗斯（Steven Ross）先生邀请前往纽约为他会诊，罗斯夫人1992年8月18日在感谢信中说："您是他治疗的'转折点'。"

1993年1月和1994年12月中央保健委员会"为表彰李炎唐同志在党和国家领导人的长期医疗保健和重大医疗抢救工作中做出了优异成绩"两次授予奖状。

1988年，
邓小平、卓琳
同志和李炎唐
合影

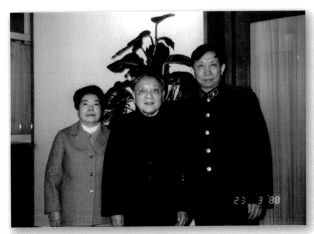

1982年，李先念
同志和李炎唐合影

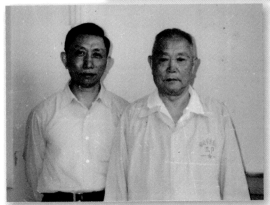

王震同志
与李炎唐在珠
海合影

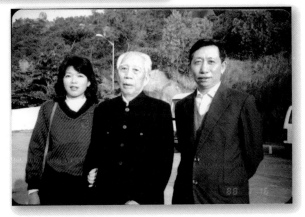

中共中央办公厅

中共中央办公厅

张湘英同志转
主任
王震

王震同志感谢信

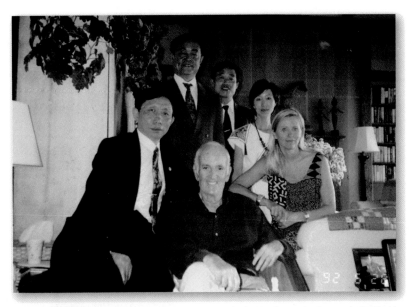

1992年6月李炎唐（左一）经政府批准，应美国时代华纳公司董事长史蒂文·罗斯（Steven Ross）先生（红衣）邀请，到纽约为他会诊

罗斯夫人感谢信

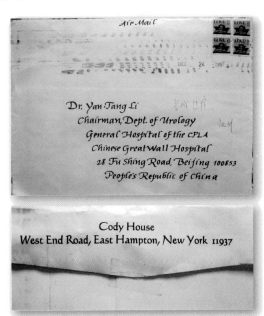

COURTNEY SALE ROSS

August 18, 1992

Dear Dr. Li,

Thank you so much for your letter and photo. We had so many wonderful memories of your visit with us. We have also received news of your arrival in the United States this Fall, and look forward to seeing you then.

I have enclosed the nurse's medical report to give you an update on my husband's condition. Since you have been here, my husband has continued to improve. I have pressed the doctors to continue evaluating his condition and treatment with the emphasis on quality of life. This process seems to have given my husband the first weeks of relief in eight months. He is happier and stronger than he has been since beginning treatment.

My concern now is, can we maintain the tumor with this modified protocol? We are to do an MRI in two weeks. Attention now must be focused on how to get him to eat and to find out what the problems are in the GI tract. He still has great discomfort in the abdomen and many unanswered questions. I am now pressing for scoping to be done when they have to change the stents which will be in September.

Another addition to the team is Dr. Emil Frei from Dana Farber. I was referred to him by my close friends, and met with him at Harvard. I think he is marvelous. He thinks very much as you do. He will be consulting and advising Dr. Scher. He is so famous that Dr. Scher seems to want to pay attention. You, Dr. Frei and Dr. Shike seem to have a harmonious approach: the focus being patient care - not just tumor care!

Ambassador Ji and his lovely wife just spent the weekend with us. I knew my husband would get along very well with the Ambassador. We had a wonderful visit. The Ambassador told me of his visit with you in your hospital and was very complimentary about the care you gave him.

I must go for now. It will not be long until we meet again. I look forward very much to that day.

罗斯夫人感谢信

With fondest regards,

Courtney Sale Ross

P..S. I want to express again from my heart, how much your visit contributed to my husband's well-being. You were the "turning point" in his care. Thank you forever!

李大夫：

忠謝您的来信和照片。我们对您的访问有许多宝贵的回忆；同时很高兴得知您今秋要再到美国，希望到时能再见到您。

为了向您提供我丈夫最新情况，这里附上护士报告一份。您来了之后他一直好轻。我要我大夫在继续给他治疗时注意实出生活质量。这种做法似乎给我丈夫带来了8个月内第一个有所改善的星期。现在是他开始治疗后心情最佳，体力最好的时候。我目前关心的是能否用这个经过修改的治病方案控制住他的腫瘤。我们过两週后将再做一次MRI。现在要集中力量解决的问题是如何使他多吃，並分析他腸胃到底有什么问题。他腹部仍然很不舒服，他还有许多没有解答的问题。我要争取9月份替他换STENTS的同时给他做一次内窥镜检查。

DANA FARBER 的 EMIL FREI 大夫是医疗组的新添成员。他是我的好朋友介绍的；我曾在哈佛跟他见过面，並认为他非常好。他的想法和您的一样。他將充當SCHER大夫

②

的谘询员和顾问。他名气很大，所以SCHER大夫似乎愿意听他的。您、FREI和SHIKE大夫的思路都一致：关键是治人，不光是治瘤！

冀大使和夫人刚和我们一起渡过了一个週末。我知道我丈夫跟冀大使相处得很好，大家时间过得十分愉快。冀大使提到在贵院接受检查，並对您给他的精心照顾高度赞扬。

智时搁笔了，相信我们能在不久的將来再见面。我期待着那一天。

亲切问候！

Courtney Sale Ross
COURTNEY SALE ROSS

又：我要再次从心里忠謝您。您的来访对我丈夫的健康有了巨大的贡献。您是他治疗的「轉折点」。永远忠謝您！

罗斯夫人感谢信
（中文版）

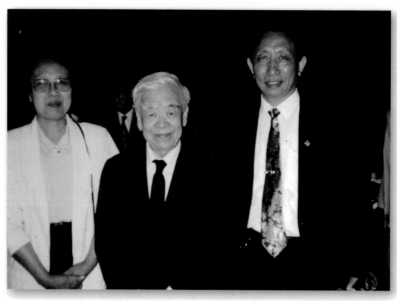

20世纪90年代初，台湾"中央研究院"吴大猷院长在北京宴请为他看病的李炎唐夫妇

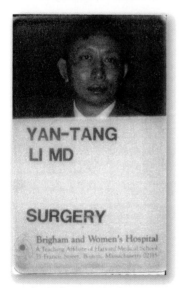

李炎唐1983年在美国哈佛大学医学院的工作证

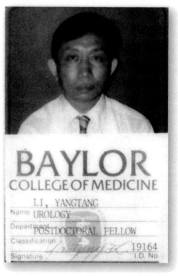

李炎唐1984.7~1985.6在美国贝勒医学院的工作证

前　言

这不是小说，不是传记。这是普通记事回忆录。

我的文学底子一般（中学偏数理、轻语文），为什么要写回忆录呢？

1984年春的一天，作为交换学者，我在美国哈佛大学医学院布里根和妇女医院（Brighan and Women's Hospital, Havard University Medical School）手术室的休息室聊天，我给美国医生讲在农村医疗队的故事，在农民房屋里用门板做"手术床"，在手电筒照射下做手术，他们像听《天方夜谭》故事一样，说："Really（真的吗）?!"

20世纪80年代末、90年代初，我把这些故事讲给我科的年轻医生、进修生、研究生们听，他们带着似信非信的表情和口气说："是吗?!"我将照片给他们看，他们异口同声感叹道："哦，真的啊！"

作为全国政协委员，在第八、九届政协开会期间，我曾两次和文艺界委员住同一饭店。有一次饭后与军地作家一起在大厅休息，我随便讲了点这类故事，问道："值得写吗？"他们说："这题材还真没有人写，值得！"我说上中学时数学强，文史较差，写论文可以，写文章艺术细胞少，徐怀中委员（原总政治部文化部副部长）说："你就写'流水账'，别人再帮你润色。"于是，我的写作开始了。由于医疗专业工作及社会活动多，电脑打字不熟练，六年才写近三万字，后用录音笔口述，请后勤指挥学院政治部同志打成文字，我整理修改补充成文。时隔四十多年，有的细节可能有点出入。

此书文字和图片仅反映解放军总医院赴山西第五医疗队部分工作。"文化大革命"中，全国大医院派出许多医疗队到贫困、缺医少药的农村和边远地区去，各自根据自己和所在地区的条件开展医疗卫生工作，医务人员和病人心连心，是"同一条战壕的战友"，千方百计医治病人。医务人员在艰苦的环境中锻炼了自己，受到人民群众的深刻教育。本书反映的内容是当时的所见所闻，只是冰山一角。这是难以复制的历史。

谨以此书献给农村医疗队的朋友们！

感谢北京大学第三附属医院泌尿外科主任马璐林教授的支持！

特别感谢军事科学院研究员、作家、诗人张光彩同志精心校正！

迟浩田同志读《没有无影灯的手术》
感　言

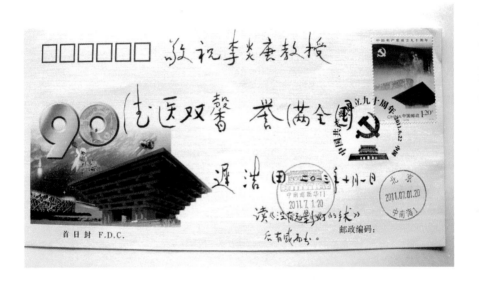

(迟浩田同志：原中共中央政治局委员、中央军委副主席、国务委员、国防部长)

金大鹏读《没有无影灯的手术》
感　言

北 京 医 学 会

尊敬的李炎唐将军、亲爱的教授：

　　我非常荣幸和欣慰地看到您赠给我的《没有无影灯的手术——李炎唐回忆录》一书，深受教育和启迪。全书自然、流畅，读起来深感亲切。我看到了一位在中国共产党领导下，伴随着伟大祖国的繁荣昌盛成长起来的，顶天立地的中国医学教授闪光的足迹和人生奋斗历程。我为我们的军队、我们的卫生事业有您这样的将军和教授感到骄傲。在这里向您致以崇高的敬意和深深的感谢。

　　中国有句古话：仁者寿，智者乐，祝您健康长寿，全家幸福。

北京医学学会会长、教授

金大鹏
8/6 2012年

读李炎唐《没有无影灯的手术》

太行山峻石嶙峋，水少苗黄地瘠贫。

常见轻伤依草药，偶闻重病赖仙神。

伟人心广农民念，志士技高乡梓巡。

百炼钢柔名晋冀，英风亮节汗青珍！

张光彩

壬辰年春

关于正式出版的几句话

《没有无影灯的手术》一书于2012年4月内部出版，原仅作为历史资料，送给与我工作有关的领导、当年派遣过医疗队的医学院校、山西黎城县关心和支持我们医疗队工作的党政军机关和我的亲朋好友参看，不出售。

未料，不仅受书者，而且他们的父母和亲朋好友也争相传看，认为内容真实、生动、感人，很有历史价值，希望正式出版，让更多人分享。好友舒乙先生和卢小飞女士等积极鼓励推动。因此申请正式出版。

在此，向曾看过、赞赏过《没有无影灯的手术》一书的读者，支持正式出版的所有朋友及出版人员，表示衷心感谢。

特别感谢迟浩田同志（原中共中央政治局委员、中央军委副主席、国务委员、国防部长）和金大鹏教授（北京医学会会长）为《没有无影灯的手术》写的读后感言及给予的鼓励。

李炎唐

2015年6月6日

没有无影灯的手术

"文化大革命"中的1969年初，在解放军总医院工作的我，被列入"站错了队"，经过不断地被批判后，于当年炎热的8月被罚到离北京100多公里外的百花山采药，继续"斗私批修"。在这期间，我爱人因分娩无人照顾差点因子痫而离开人世。

这次组织了三支医疗队，我的队友有当时的胸外科的主治医生李功宋，42岁，年龄最大。每队14~20人，分乘三辆敞篷解放牌大卡车，带着药品粮食、锄头镐头、被褥衣物，于上午8点从医院出发向西，进入门头沟。过了发电厂，见到远处风景如画的峡谷，中间一条蜿蜒曲折、水清见底的小河，心想北京郊区还有这样美的地方。沿着河边穿过峡谷便开始爬山，约两个小时才下到山底，又沿着小河行进，溯流而上，在一丁字路口村庄左拐，我们铁架山和百花山两支医疗队走上林区拉木材的崎岖不平的道路，继续前进。12点多了，大家下车休息，吃着干粮咸菜，喝着行军壶里的水。饭后，继续上路，一路上，我们像摇煤球一样，被摇来摇去，到了一条小河沟旁边一个小路口，打前站的我院联络员和一位赤脚医生已在那里等候。下车后，毛驴驮着药箱、工具和炊事用具，大家各自扛着行李，跟着赤脚医生顺着小路向山上村庄吃力地走去，3公里路走了一个半小时，累得气喘吁吁，满身大汗。村庄在半山腰的山坡上，我们住的三间房有两间靠村口，路边和房前房后都是柿子和核桃树。我们在房前一小块平地上放下行李，立马用石头围起小炉灶，有人捡柴火，有人挑水，所有人都忙个不停。下午5点，肚子饿了。"晚上吃什么？"队长问，一位女同志说："吃面疙瘩汤最简单。"

　　第二天，一部分人挨家挨户巡诊、访贫问苦，多数同志带上锄头和镐跟着赤脚医生上山挖中草药。20岁不到的赤脚医生小伙子在山上奔走，就像我们走平地一样，他识别很多药，边挖边告诉我们什么是沙参、黄芪……采后怎么处理。大家收获很大。一天傍晚，我刚进屋，看见李功宋一只手捂着屁股进来，我问："怎么啦？"他不好意思地说："山坡石头子多，下山滑，一屁股坐着溜下来，裤子给划个大口子。"晚上，一位护士看他笨手笨脚为难的样子，主动帮他缝好了。赤脚医生听说这件事后，就告诉我们这里山坡较陡，小石头子多，下山不能快，要稳。在这里他是我们的老师。有的年轻护士第一次到北方农村巡回医疗，在挖药休息时说："幸亏我们两人一组出诊，老乡家都光着身子睡觉，共盖一条被子，给他们查体真不好意思。"我说北方贫下中农家都这样，1965年在黑龙江省牡丹江五道梁（《林海雪原》故事发生地）的军马场搞"社教调查"，每次到老乡家看病也这样，我都请位队友一块去。另一位说："有一家只有一条像样的裤子，谁出门谁穿，其他人都穿得破破烂烂。"山沟里老乡真穷，哪有钱买药，只能靠赤脚医生搞点草药吃。我到灵山医疗队去讲课，那里树木多，条件较好。三座山，铁架山的老乡最穷，山沟里石头多土少，只能种很少庄稼，主要靠卖柿子和核桃过日子。三个月里我们受到的教育很深，离北京这样近的地方，农民还很穷苦，缺医少药很严重，所以对当时毛主席发出的"把医疗卫生工作的重点放到农村去"的"六二六"指示非常理解。

10月底我们回来，车子一到门头沟，看见北京城，"啊！真是两个世界啊！"我心里想。一回家，进门看见我爱人徐亦青抱着刚过满月的小儿子，她喊："挺挺，瞧，爸爸回来了！"我怀着歉意和感激的心情吻了她："你受累了。"我细致地看看小不点，白白瘦小的脸蛋，使一双大眼睛显得更大，长长的眼睫毛还打卷，"真可爱！"我连亲了他好几下。"李挺，这个名字谁取的？""急着报户口，正好他三姨看报纸报道一则海军的消息，说：'就叫李挺吧！让他像军舰在海洋里乘风破浪奋勇挺进。'"我爱人回答道。

医院为贯彻毛主席"六二六"指示，要组织第二批医疗队到山西，我刚从铁架山回来，深感农村严重缺医少药，需要我们，我征得爱人的同意，便报名参加第二批赴山西的医疗队。

解放军总医院西南角，有一座由战士和学员大食堂改建的礼堂。1969年11月的一天，会场里坐着来自总后勤部直属的北京几个医院的医生、护士、其他医务人员和少数几个行政、政工干部。解放军总医院领导宣布："为了贯彻伟大领袖毛主席'把医疗卫生工作的重点放到农村去'的指示，我院组织第二批医疗队到山西农村，除我院外，还有兄弟医院同志参加，我们热烈欢迎……现在宣布组织和名单……两个团部分别设在长治和运城……长治团第五队队长李炎唐，指导员……"接着第一批赴陕西的医疗队介绍了经验。会议结束前，领导强调医疗队"主要靠一根针、一把草""以预防为主""带一点简单的手术器械""向贫下中农学习，要同吃、同住、同劳动""我们是毛泽东思想宣传队，要走一路红一线，站一点红一片"。

在解放军总医院的东南方，太平路和西翠路的交口处，有一座美丽的庭院式的大院——总参谋部第三招待所（1975年后已成为解放军总医院宿舍区），第二批医疗队的同志集中在这里办学习班。"先学政治思想，学毛主席一系列有关指示，后研究具体工作问题"。私下里，我已在第一批赴陕西的医疗队那里了解一些情况：1. 农村缺医少药很厉害，光靠一根针、一把草，很多问题不能解决，贫下中农对医疗队就不感兴趣。2.医疗队最怕女同志多，为一点小事闹纠纷，互相猜疑，影响工作，特别是男女同志间接触稍多一点，就会招非议，作检讨，甚至被人向上打小报告。3.工作环境很差，没有电灯，做手术时主要靠手电筒照明。4.住宿分散，又很脏，要作充分思想准备。5.农村确实是广阔天地，大有可为，很多城里见不到的病，那里都有。他们也给我讲了一些需要注意的事：某些非外科医生借机练技术，闹出笑话。一位队长跟我们讲："一天我外出会诊不在，一位患右下腹部痛的病人，他们诊断为急性阑尾炎，他们'敢想敢干'，三个人做手术，一个人在旁边念手术书，念一段，做一步。我回来后，他们报功，我让他们把阑尾拿来一看，只能哭笑不得地说：'这是腹膜外脂肪！'我赶快重新做，发现腹膜根本未切开。"听了这些，作为队长，我考虑的问题是如何完成这次任务，别出大问题。我不知道我的搭档和队员都是些什么人，各有什么特长。第一次全队会议，各人自我介绍：指导员师增美，女，302医院急诊室护士长；副队长初连和，我院外科技术员。他俩才是我们队的真正领导，实际也是监督我们的人；何长清是我院呼吸科主任，比我年长11岁，48岁，是全队年龄最大者，他懂三国语言，其母亲是当时的苏联人，所以外貌像外国人；王凝芳，女，37岁，302医院主治医生；龚玉美，304医院护士；老王，

304医院妇产科助产士；孙春荣，我院麻醉科针麻护士；小宁，我院心肾科护士。另外还有304医院的一位手术室护士小安，309医院一位护士小徐，军事医学科学院的一位图书女管理员小沈。作为外科医生的我，有这样一支队伍，可以应付内外科许多问题，感到很高兴。根据到陕西第一批医疗队私下介绍的经验教训，农村缺医少药严重，仅凭一根针、一把草不解决问题，贫下中农会说解放军医疗队不管用，不愿找我们看病。因此，必须在技术上和物资上尽可能多作准备，两周集训，必须抓紧。每个人都积极行动起来，分头准备。主要是围绕手术作准备，初副队长和小安到药材处库房领高压消毒锅、衣服器械敷料等，小沈到血库学配血型，小徐学血尿常规检查，小孙学开放全麻和准备麻醉器械及用品，我学硬膜外麻醉技术（大学毕业后，我当外科住院医师时，麻醉医师少，经常给病人做全身麻醉和腰麻，因此掌握就很快）。1963年我做过兔子肾移植实验，有很好的小血管缝合技术，1968年又做过人的肾动脉手术。为防万一，我到药材处库房挑了点血管手术器械和针线。尽管大学毕业后，我当过普通外科和骨科医生，毕竟10年未做手术了。我准备了有关解剖和手术图谱，装入一小纸箱，随身携带。铺盖里装了一个1960年一位同事100元卖给我的苏联双镜头方"盒子"照相机，牌子叫"爱好者"（Любечель）。1965年医院派我到牡丹江军马场搞"社教调查"用过，这次任务重要又特殊，带去拍点照片作资料和留念。医院发给每支医疗队一幅镶有木框彩色硬塑料面的毛主席像和一面红旗。1969年11月底，我吻别了爱人和孩子，胸前佩戴毛主席像章，身揣红宝书——《毛主席语录》，带着"把毛主席的关怀送到贫下中农心坎上"的重要任务，遵照"医疗队是毛泽东思想宣传队，要走一路红一线，站一点红一片"的指示，在锣鼓喧天和"毛主席万岁！"口号声中，踏上奔向山西农村的征途。次日黎明，火车已进入河南，坐在专挂的硬座车厢里的红心白衣战士们，有的在聊天，有的在揉眼，多数人东倒西歪还在睡。我起来稍活动一下身子又坐下，看见隔着过道右斜对面，一位内科主治医师张着嘴睡得很香，口水从嘴的一角流出。我掏出一块糖，塞到他嘴里，他本能地闭了一下嘴，又张开了，糖正要从嘴里滑出，又本能地闭上了，周围的同志见状哈哈大笑，把他吵醒了，一时不知大家笑什么，但感觉嘴里有块糖，结果他自己也发出了笑声。此时已到河南新乡，有人下车活动活动，做着各式的体操，有的在车上吃着干粮、咸菜，喝着水壶里的水，有的找水漱洗。

火车由原先的由北向南，换了火车头，转为车尾在前，向西北方向奔驰。不多一会儿，就向黄土高坡艰难地往上爬，一位同志说："快到山西了，山西人爱喝醋，连火车进山西也要喝醋，你们听火车的声音，'喝醋喝醋、喝醋喝醋'，不喝醋没劲，爬不上去！"另一个同志马上插话："抗日战争，阎锡山的兵，交枪不交醋罐子。"逗得大家哈哈大笑。从车窗向外看，光秃秃的黄土山丘上，零零落落有几棵树和散落的村庄慢慢向后掠去。窗外没什么好看，车内没什么可玩的，不少同志继续东倒西歪打瞌睡。我和几个同志不由自主小声哼起抗日战争歌曲"我们在太行山上……"，火车继续"喝醋喝醋"向上爬……"格达，格达"，车厢摇晃也厉害了，车速加快了。

"快到长治了。"不知谁说了一句，打瞌睡的同志们醒了，有的打哈欠，有的揉着惺忪的睡眼……

"去年长治两派打得可凶呢！"大家聊起来了。

"听说，都抬出大炮和机关枪打。"

"长治有个兵工厂。"

"听说重庆一个小姑娘是个双枪手，左右一齐打，真勇敢。"

说着说着就到了晋东南地区所在的长治火车站。车站上，站满了欢迎人群，锣鼓喧天，红旗招展，"欢迎毛主席派来的亲人解放军！"站上喊着，"向贫下中农学习！向贫下中农致敬！"车上喊着，"坚决贯彻毛主席'六二六'指示！""把医疗工作的重点放到农村去！""毛泽东思想万岁！""伟大、光荣、正确的中国共产党万岁！""伟大领袖毛主席万岁！"口号声响彻云霄，站上车上连成一片。随着总领队，各队分别从各车厢下车……迎接的人员有晋东南地区革委会、军分区领导人。

我们住在军分区大院招待所。晋东南地区革委会主任在当天晚上介绍了当地"革命形势"和所属县的情况，总领队代表大家表决心和向地区领导表示感谢。

第二天吃过早饭，我们在礼堂集合，地区革委会领导分别安排各县革委会、县武装部、县医院领导与各队领导见面。第五医疗队到晋东南地区的黎城县，我将各队员向县革委会和武装部领导介绍后，立即上车。行李和医疗器械设备装上卡车，初副队长和老王护士坐驾驶室押车，我和其他同志乘坐县医院的救护车，当地领导分乘县革委会和武装部的吉普车（当时当地最高级的小车），并由他们带路，向黎城进发。

由长治向东走，除了黄土，很少见到树和草，公路凹凸不平。一路上，我们在飞扬的黄尘中上下颠簸，东摇西晃。长治虽平坦，但地势较高，过了20公里逐渐下行，进入山沟，蜿蜒行驶。途中，县医院院长给我们介绍路途两旁情况，进入山沟后他说："现在我们进入太行山了。""哦，这就是太行山啊！"何长清主任向窗外眺望时说。汽车沿着崎岖的土路晃悠前进，后面扬起一条黄色长龙。

"到黎城了！"县医院院长说，很快汽车开进了武装部大院。大院正中是路，两侧一共五排砖瓦结构的平房，每排四间，大门两侧的房门和其他几排的门相对，正面第

一、二排是机关办公室，最后一排是部长和政委办公室，第三排有两三间作招待用。院子后面靠墙一列平房是伙房兼食堂，面积较大，其他就是职工住房和仓库。院子有几棵老槐树和枣树，没有花草，很干净。房子少，我们三个男同志住一间，女同志分住两间，大家放下行李，打开铺盖，其他未动，因为很快要下乡。洗完脸，就到伙房就餐，这是第一顿山西饭，主食是玉米面做的"饸饹"。锅台灶仅半米高，锅的直径约1米，水开了把轧"饸饹"的大木制机抬到灶上，机上有个圆形多孔的槽，将掺有少量面粉的玉米面用水和好后，倒满槽，将臼压上，孔里向锅里流下约5毫米粗的面条，一个人轧，厨师用铲勺搅。我们第一次见到此景，都好奇地围着观看。饭好了，大家准备开饭。"李队长先来！"武装部部长谦让道，给我端了一碗，他们没有小碗，都是像城里盛汤的海碗。菜，只有咸菜和葱炒辣椒，我们这些人碗里还特地加了点炒鸡蛋。政委说："咱这里干旱，蔬菜很少。"武装部的同志端着碗在院子里蹲着吃，仅两条板凳，让来让去，最后我、何长清、部长和政委坐着。医疗队里的其他同志不习惯蹲，站着或席地而坐。饭毕，部长通知晚上县革委会要我们去开会。

午休后，我们到街上去逛逛，主要看看医药商店和百货商店。出了武装部大院右拐就是县城"大街"的十字路口，过去有人形容某个小城之小，"一条街，一栋楼，一个警察看两头。一个动物园里一只猴",而黎城街上连一个警察和一只猴都没有,东西或南北半径都未超过半公里。

　　下午5点左右,我们着装整齐,胸前佩戴着毛主席像章,口袋里揣着《毛主席语录》,来到县革委会二层楼的会议室。县革委会所有在"家"的领导都到了,还有县卫生局局长、医院院长,西井、东阳关和上遥三个人民公社的革委会主任。每个人把红宝书放在桌上,我首先正式向县革委会主任呈交了解放军总医院革委会的介绍信。县革委会主任宣布:"现在开会!"我说:"我先将队里人员向各位作介绍,好吗?"他说:"好!"我介绍完后,接着县革委会主任将与会的干部一一作了介绍。"各位领导!"我先发言,"我们解放军总医院赴山西第五医疗队来到革命老区感到非常光荣和高兴……我们来,首先是贯彻毛主席'六二六'指示,把温暖送到贫下中农心坎上;第二,我们通过和贫下中农同吃、同住、同劳动向他们学习……"接着,县革委会主任讲话:"首先我代表黎城县革委会和全县人民热烈欢迎毛主席派来的亲人解放军医疗队,感谢毛主席对我们的无比关怀……西井是抗日战争时八路军总部所在地,人民已二十多年没见亲人解放军了,特别想念解放军……"而后,他详细介绍了全县人口、地理、经济、革命形势和缺医少药的情况,"你们有什么需要和困难,我们一定设法解决……"最后按常规呼喊口号。会后县里请我们吃饭。

回到武装部，我召集大家到我房间开会，讨论在县城需要几天时间，做些什么。

"武装部的同志知道我们是北京来的，希望我们给他们检查检查身体，看看病。"王凝芳医生先说。初副队长和小安护士说："咱们手术器械太少，根据第一批赴陕西的医疗队的经验，是否也到县医院借点器械和手术大单，还得买点缝针缝线。""嘿，嘿，要不要买点西药带下去？"老何胆怯而小声地提议道。最后我问："师指导员，你的意见呢？"师增美严肃地讲："大家不要忘了，我们主要是贯彻'六二六'指示，靠的是一根针、一把草。手术么，做点小手术，西药不一定买。"

"我说点我的看法，"她讲完以后，我接着讲，"指导员的意见我基本同意，但是，不要忘记农村缺医少药，特别是贫穷的老区，贫下中农有病找我们，一根针、一把草解决不了的时候，我们不能不管。毛主席教导我们要'救死扶伤，实行革命的人道主义''要全心全意为人民服务'，因此，刚才大家提的意见都很好，我们要从难从严准备，宁可备而不用，不可临渴掘井，大家同意不同意？""同意！"大多数同志同声表态道。

"那么我们分分工，明天指导员、老何、小徐、小龚给武装部同志查体看病；老初、小安、小沈、小孙跟我到县医院去，其他同志跟王凝芳采购点必要的药品和东西。老初向武装部借点钱，收回来就还。老初明早请西井公社徐景贤主任来一趟，商量到西井的安排问题。老师、老初，怎么样？""行！"他们俩同声说道。

第二天早晨约8点，西井公社革委会徐主任来了，他中等个子，白瘦的脸上有点麻子，两眼很有神。

"吃饭了吗？"我一面请他进我屋，一面问道。

"吃了！"他说。老初给他端上一碗茶。

"我们给你们添麻烦来了。"我说。

"哪里话，老区人民早就盼你们来，听说解放军医疗队要来，都非常高兴。"他回答道。

"我们除了按毛主席指示送医送药上门，还要向贫下中农学习，接受贫下中农再教育，要同吃、同住、同劳动。因此，你们吃啥我们也吃啥，有农活，我们也学着干，帮我们找两间屋子做医疗点，我们不集中住，住老乡家。不自己开伙，吃派饭，不搞特殊化。做得不对请你们不客气地批评。"我再次说明我们的来意。"师指导员，你说说。"

"队长都说了，不要给我们特殊照顾。到时候遇到问题还要麻烦你们。"师增美说。

徐主任说："一家人不说两家话，大老远来，老区人民盼都盼不来。老百姓家房子多少、屋子大小、吃粮多少都不一样，根据情况我回去尽量安排，今儿个回去，马上安排好，让公社卫生院来接你们，好吗？"

"行，麻烦你了。"我们说着，送他到大门口。此时，有的同志已在为武装部同志检查身体和看病了。一部分同志上街去执行分配的任务。我和老初、老王、小安、小孙到县医院去借医疗器械。

县医院是个院子，几排平房。病房每个房间四张床，上面仅有一床旧垫褥子，没几个病人，病人家属都带着自己的被褥，陪伴睡在旁边的床上，做饭的锅勺、吃饭的碗筷及洗脸盆和便盆都放在床底下，药味夹杂着其他难闻的气味。这是"缺医少药"的第一堂实际教育课。医生护士穿的白色工作服，已成黄灰色工作服了。院长已知我们来借手术器械，所以派一位30多岁的外科负责人胡主治医师带我们到手术室去看。胡医生身高一米六七左右，长得很帅，人斯文、谦虚、热情。他在晋东南地区医院进修过普通外科，一般急症手术可以处理，大病或解决不了的患者送往长治。他让手术室护士把器械柜全打开。

"嗬！你们常用的各科手术器械挺全的啊！"我赞赏道。

"就是不会用，大多数都没用过。"胡医生说。的确许多器械还是新的。

"有没有膀胱镜？（因为我是泌尿外科医师）"

"有，"他从柜子里拿出来，"我们不会用。"我拿过来一看，新的，窥镜能见度很好。

"有没有电光源？"

"可能有，不知放哪里，从来没用过。"护士说。

那时候膀胱镜的光源不是现在的冷光源，过去的光源就和手电筒一样，小灯泡在膀胱镜的头上，变压器的电源电线插头插到观察镜上，打开变压器开关灯泡就亮。我说："没关系，老初，请让他们找两根长一点的细电线来就行了。"（后来他们拿来，我用四节电池一试，果然亮了。）随后我除了开颅手术器械未选外，其他包括普通外科、骨科、妇科常用手术器械都挑了，以腹部器械为主，连胃管、胆道手术用的"T"形管也带上，最后我想万一遇到骨折病人，就说："准备点石膏纱布卷和石膏粉。""老初、小安点点数，开个清单、一式两份，你们和胡大夫签字，装箱，带走。"

"你们做什么手术，告诉我一下，我参加学习学习好吗？"胡医生向我恳求道。

"你能参加，我们多一分力量，非常欢迎，只要你们院长同意。老初，怎么样？"

"当然欢迎，到时候我打电话告诉你。"老初说。

回到武装部，各路人员都回来了。午饭后，大家休息（武装部同志都休息）后开碰头会。会上各组先讲了讲上午各自完成任务的情况和遇到的问题，然后我请指导员说说。

她说："这次我们来一是贯彻'六二六'指示，二是宣传毛泽东思想，三是向贫下中农学习，接受再教育，一定要很好地完成任务。我们一定要团结，遵守组织纪律，提高阶级斗争观念和警惕性。县革委会的同志告诉我，农村阶级斗争很复杂，有些人的生活作风不正派，因此，大家不要单独行动，至少两人以上。坚持'三同'，我们为贫下中农治疗要建立在'一根针、一把草'的基础上……"

我心想第一批赴陕西的医疗队已介绍过情况，只"一根针、一把草，赤脚医生就够了"的观念不行，那样，老乡认为解放军没本事，就不来找你看病。现在我不想和她争，到时候大家看着办。

"我们大体上分一下工，点上每天两人，医生护士各一，搭配不固定，轮流安排，请指导员排班，手术组由我、老初、小安、小孙组成，有手术做手术，没手术参加巡回医疗。巡回医疗两人一组和吃派饭组结合，一天一换，也请指导员派，其他根据当时情况再定。所有后勤工作归初副队长管。"我尽量少管一点行政，避免各种纠纷。指导员是女同志，队里女同志多，她管很合适。

吃过早饭出发去西井。县和武装部领导及工作人员在武装部门口欢送。

前面是我和公社卫生院院长等人坐的救护车，后面跟着乘坐其他人员和装行李的卡车，向黎城正北方向，沿着在太行山山脊上蜿蜒不平的黄土路行进。大家都很激动、兴奋。这是著名的抗日根据地，而且是行驶在太行山上，我耳边又回响起少年时代经常唱的"我们在太行山上，我们在太行山上"的歌词，同时回想起抗日战争中，中国人民受日本帝国主义侵略当亡国奴的悲惨情景。爬过一座山，公社卫生院院长指着左前方一座山说："那里就是西井。"下了这座山，又往上爬，快到尽头向左拐就是西井公社西井大队，还未到路口，公社卫生院职工和村里男女老幼敲锣打鼓、摇着红旗，高喊着"欢迎亲人解放军，感谢恩人毛主席！"。我们高喊"向贫下中农学习！向贫下中农致敬！伟大领袖毛主席万岁！"。

我们先到公社革委会，因为车子开不进西井村，村里的人们抢着帮我们扛行李和医疗箱子。沿着石头小路向上走，来到一个院落，砖墙瓦顶房，共9间。这就是西井公社所在地。乡亲们用大碗端给我们茶水喝。公社革委会徐主任向我们介绍了公社和西井大队的干部和劳动模范，我也介绍了每个队员。大家在一起相互聊聊，气氛热烈。这时初副队长和西井大队革委会主任一起将安排的医疗点和住宿的情况向我和师指导员说了一下。

"贫农住房很紧，腾不出房间，有的人家人多，咱们也不能同他们合睡一炕，只有在几家中农家，找出了几间房，你们看看合适不合适？"徐主任说。

"太麻烦你们了，先这样，老初、老师，你们分一分吧。"我说。

和公社及大队干部一起吃了顿小米饭，一个菜——辣椒炒咸菜。我、老何、指导员和公社领导坐在凳子上，其他同志都站着，当地的干部很自然地蹲着吃。饭后，各组的"房东"来带我们到各自的住地，公用的东西暂时放在公社。

我、老何和老初住在一起，这是一个三合小院，主人将正房腾出来给了我们，一侧是个大炕，和他们住的屋连通着炉灶。另侧是他们的箱子和杂物，正中靠墙有一张无屉旧长桌，墙正中有一幅毛主席像。炕上有张席子。这炕可睡四个人，我靠里墙，老何在中间，老初靠窗。各自头朝外脚朝里铺好各自的被褥和枕头。房主人给我们送来一个暖水瓶和一盏豆油灯。

"咱这里还没有通电！"他说，我们抬头一看，才发现没有电灯。

"啊！豆油灯，我们阔别近三十年了！"我回想道。那还是1940年前，我少年时代，抗日战争时期，我父亲到云南修滇缅公路，家住云南姚安县时点的。没想到在这里又见面了，山区还是那么贫困落后。

早晨，洗漱完，我们按三人排班分工给房主干活，老何扫院子和搞屋里卫生，我和老初去挑水，"大爷，你们从哪里打水？"我问。

"你们别管了，你们不会，让他们去打就行了。"

"不会我们可以学，告诉我们到哪里去挑？"这时候我已把扁担和挑水的铁皮桶拿在手上。

"出门往右，见石头路往上走，上面有口井，当心点啊！"

"哎，谢谢！"我挑着空桶沿着大爷说的方向走去，边走边问，走了半公里路，见一棵老槐树旁有口井，井上有打水的辘轳，有几个中年人和青年人在那里打水。他们看见我去就说："让解放军先打！"一面让着，一面把我的空桶抢过去。我说："我自己来。"我把桶很快放下去，可是桶就是漂着，口朝上，水进不去，晃两下仍然进不去。旁边一个小孩见状说："我来。"他把桶先提到水面上，将绳子拉直，先把桶往左轻轻一拉，接着向右用力一晃，桶口斜向水面，很快水进去，桶沉到水里。第二桶我如法炮制，虽不利索，总算成功。拉上来的水倒满了两桶。

"别倒多了，挑不动。"一位大嫂朝着我关心地说，硬把我桶里的水倒走四分之一。挑水技术，不管在中学或到解放军总医院以后，隔两三年参加一些劳动还知道，刚挑起来还可以，走了五十多步肩就痛了，"知识分子肩不能挑，就是缺少锻炼。"自忖道。我用手在肩上托着，先是下坡路，走得较顺，左拐到住地是上坡，较吃力，走二十来步就歇一下，终于将水倒进了水缸。老初接过去，挑第二担。

小孙和一个小姑娘来叫我："李队长，吃饭去！"小姑娘带着我们从田垄曲曲弯弯走到山坡上的一家农舍，没有院子，土坯墙，连厨房一共三间。外面有个鸡棚养着几只鸡，还有黄毛茸茸的十几只小鸡。一小片地上种了点葱，因缺水，没法种更多的菜。他们用的水，也是从那口井挑上来的，可是全是向上爬的小土路，比我们远两倍。屋没窗户，对着门有张小方桌，一边一个凳子。

"大嫂，你们有几口人？"小孙问道。

"四口，孩子他爹到地里干活去了，这丫头6岁，她哥上学去了！"

"给你们添麻烦来了！"我说。

"不麻烦，只是咱山区穷，缺水缺粮，没什么东西给你们吃，对不住。"她边说边端上两个大碗，每个碗里有一个手掌大的水煮玉米面贴饼和水。我们一人一碗，小碗里有一点葱拌辣椒（没有油）。小孙和我都吃不完，我们商量分吃一个饼，多余的端了回去。"真硬啊，可别把我的胃溃疡磨出血。"我第一次吃这饭，我暗自提醒自己。我的胃溃疡是1955年在北京协和医院当实习医生时得的，那时候不管病人什么时候住进医院，当天必须为病人做完全身检查，而且血、尿、大便常规都由自己准确地做完，次日必须向上级医生全面无误地报告，连小数点都不差，经常每天只睡5~6个小时。1958年"大跃进"，持续两个月每天只睡3~4个小时，激发引起胃出血，有柏油便，血色素下降，服钡餐X线检查发现胃小弯溃疡有小手指甲一样大，住了两个月医院。1965年在牡丹江军马场搞"社教调查"，白天虽累，又经常吃高粱米饭和窝窝头，但晚上能睡，没发病。1968年底又住了一个月医院。所以不能不注意，我细嚼慢咽，就这样一天一天过吧。"你们粮食这样少，我们来吃派饭，大队给你们补助粮食吗？"我马上想到是否占了他们的口粮。

"补，补，你们一个人每天给我们补六两（1两合50克）玉米面、四两白面粉。"

早饭后，我们都来到点上。这也是一个三合院子，种有一棵枣树，一棵槐树，房主将朝阳的三间房腾出来给我们。中间的屋子大些，有窗户。一侧墙上挂着毛主席在天安门上的像。有两条板凳，大家随便坐，有的坐在门槛上。

"今天上午把点铺开，指导员负责，老何接待病人，王凝芳、小沈和我先去公社卫生院了解情况，其他同志两人一组到各家巡诊……"我开始布置第一天的工作。

公社卫生院院子四面是砖墙，有三排房子。第一排是院长办公室、诊室、急救室、化验室和中西药房。后面两排是病房，光有床，其他用品全是病人自带，看来这已约定俗成，不用向患者交代。这时，只有两个发高烧的病人分别在两间病房打吊针。我主要是看有什么我们可以借用的条件。院长带我们来到化验室，化验员是位30来岁的孩子妈，桌上放着一台显微镜，还有 些试管、试剂、瓶子和玻璃片等。

"你会做什么化验？"我问。

"血、尿、便常规。"

"你在哪里学习过？"老王问。

"长治卫生学校。"

我看了一下显微镜，还很清楚。"老王、小沈，你们也看一眼。""我们若需要做血型配型在这里做可以吗？"我接着问他们四位。

"可以！"大家一致认可。

我来到药房了解都有些什么药。西药抗生素最好的是链霉素，每个月就八支，一个医生分两支。让我们感到惊讶的是中药较多，主要的几乎都有，研药的器械、用具也有，再看，窗外几个簸箕里还晒着各种中草药。他们对药性、药量、用法都很了解，这使我们很高兴，我心里更有数了。我们道谢后回到点上。

"虽然咱是北京来的解放军医疗队，但是乡亲们不知道我们到底会治什么病，这几天就几位老大爷老大娘来看病。都是老年慢性支气管炎，没什么好办法治疗。"何长清讲。

"有位老大娘，看老何拿着听诊器在给别人听，就叫我：'大夫，俺的菠萝盖（膝盖）痛，能不能拿听病机（听诊器）给俺听听，是什么病？'我说我们没有听病机。大娘指着老何的听诊器说：'就是那种听病机。'明白了她的意思，我给她作了解释。"小安说。

晚上，在指导员的屋里摆摆这几天的情况，大家说：

"我们反正见什么都扎针（针灸针）。"

大家最后在讨论治疗收费问题后决定，我们是来贯彻毛主席卫生路线，把对贫下中农的关怀送到他们心坎上，是来锻炼来的，医院和当地政府没给我们一分钱。用的药、输的液和地方献血员的血，按买来的原价收费。不收诊疗费。

"有个大爷说胃老痛，我让他们到点上来。"

"有个大爷脖子上长了个肿瘤，他说县医院治不了，到长治太远，没钱，问我们能不能治，我请他到点上来。"

"哎哟，这里先天畸形真多，今天我看见好几个内翻足，还有兔唇的。"

正当大家说得来劲的时候，有个小伙子在外面叫："李队长，到广播站接电话，武装部来的。"

这是公社的电话总机兼西井大队的广播站。广播站在靠近公路的一间9平方米的小屋里，有盏15瓦的灯。接线员小姑娘立即让座，把话筒递给了我。

"喂，我是李炎唐，你是哪位？"

"我是武装部值班室，晋东南军分区中心医院有个重病人，说腹水像牛奶一样，一定要请你看看，请示部领导说请你去一下，明天上午去车接你。"

"哎哟，这是普通外科的病，我主要搞泌尿外科的，还是请他们另请别人吧！"

"李队长，他们是指名请你去，就去吧，别客气了。"

"好吧！"是啊，人家分科没有那么细，只知道你是外科主治大夫，不去是态度问题，我只能答应。

回到指导员屋里，我把方才电话里说的事情说了一遍。

"这是赶着鸭子上架，去看看再说，不去就是态度问题了。老师，队里的工作由你和老初安排。"

次日上午9点左右，我在屋里听外面有人喊："李队长，有人找你。"

我出门相迎，一位年轻的军人见我就说：

"哦，李队长，我是军分区中心医院的医生，接你来了，小路太窄，车开不上来，在下面等着。"

"喝点水不？"

"不喝了。"

"那我们就走！"我拿着绿色装有洗漱用品的军用挎包就跟着他上车，这是下乡后第一次单独外出。

"是什么病？"我问。他说："我不太清楚，是个女孩，她爸是咱这地方干部，听说去过太原、石家庄、北京、天津、上海，都说没法治。这回听说北京解放军总医院派了医疗队下来，她爸坚决要求你们想办法予以救治。"

"这几年，解放军总医院泌尿外科许殿乙主任'靠边站'，我在科里做了很多大手术，到开滦煤矿、牡丹江参加过重大抢救，和普通外科温赞铭主任在北京沙河261医院连续14个小时做过特大多发肿瘤手术，但多少和泌尿外科有点关系，可这种病完全是普通外科的事，我能解决什么？看看再说。"我心中暗想。

军分区中心医院是灰砖结构平房，他们直接将我引到病区外科主任办公室。

"哦，李队长来了！欢迎，欢迎，大老远把你请来，辛苦了，先喝点水，歇一会儿。等一会儿就吃饭。下午会诊，我们院长来参加。"

"别客气，客随主便，听你们安排，不过明早我得返回。"

"没问题。"

中午在食堂由医院医务处主任陪同吃饭，有馍、小米粥，四个菜，两个荤菜是白薯粉条炒肉丝和辣椒炒肉片。

"对不起，没什么好吃的啊！"

"比山沟里，这是天堂了！"

中午病人和工作人员都午休，这不是急诊，也就听便。他们把我安排在一个收拾得很干净的单人间休息。这里由于主要收治军人，地方病人少，轻病人多，卫生条件相对较好。

下午，约20平方米的医生办公室坐满了人，院长政委都到了，院长说了些欢迎的话，接着说："开始吧，报告病情！"

管病人的主任报告："病人，女，12岁，因消瘦，查体发现腹水，抽取检查为乳糜腹水，三年来，到太原、石家庄、北京、天津、上海看过，都说不能治。回到长治，找亲人解放军，硬要住到我们医院来……现在每周抽一次腹水1000~1200毫升。这是今上午抽的（另一位医生拿着量杯给我看，1000多毫升，白色牛奶样液体）。我们每周输两次血，没有其他特殊治疗……"这位主任接着报告了体检和各项化验结果。"她父母听说解放军总医院医疗队来了，要我们请有高明医术的人。我们找了解放军总医院医疗团团部，说请李队长来。"

当时，大家都年轻，我37岁，已当了五年主治医生，而到晋东南地区的几支医疗队中，我是资历较高的外科医生。

"先看看病人吧！"我说。

他们给我拿来白色工作服穿上，走到一间五人住的病房里，房间很明亮，有火炉，挺暖和，正对着门的床上，躺着一个女孩。科主任给我介绍就是她，并对小姑娘讲"这是从北京来的解放军叔叔，给你看看病"，又介绍站在旁边的40岁模样的中年男子，"这是病人她爸"。

小姑娘消瘦而白色漂亮的面孔使两眼显得更大，两颗黑眸很有精神，她凝视着我，期待着我为她解除痛苦。我从上向下对她进行身体检查，全身皮包骨，青色的细小静脉在白色的皮肤上更加清晰，腹部微鼓，但与枯瘦的躯干相比，显得突出。腹部是软的，无压痛感，肝脾都不大，来回叩，尽管上午刚抽了腹水，还有腹水。四肢可以活动。

"小朋友，我们会给你想办法的啊！"检查完后，我握着她那无力的小手安慰道。

"谢谢解放军叔叔！"她微笑着说。

我一面想一面回到办公室，"这个事真不好办，必须实事求是地说。"

大家都以期望的眼光注视着我。我说："抽出来的是乳糜腹水，主要是从小肠吸收的营养不能运到肝脏引起的，是什么原因阻塞，不清楚，很少见。我是搞泌尿外科的，各大城市大医院看了都没办法，我更没办法了。"大家很失望，感到我给他们泼了一盆凉水。于是我说："这样吧，等一会儿，我请教一下我院普通外科主任陆惟善教授，看看有什么办法。另外请晋东南地区医院外科主任会诊想想办法，好吗？"大家讨论了一下，院长说"同意李队长的意见"，并立即叫医务处主任马上给解放军总医院挂长途电话。接通后，我叫总机找陆主任，有紧急事。那边传来非常熟悉的语调缓慢的声音："我是陆惟善，你是哪位？""我是李炎唐，在山西医疗队，要请教你一个问题。"我把病情和各地会诊意见做了汇报后问："陆主任，有什么好办法？"陆主任说："我也没什么好办法，可试试在右下腹将腹膜做个小口，让腹水流到腹膜外吸收。"他讲了具体方法，我道谢后，立刻向军分区中心医院领导和有关医生转达了陆主任的意见，并请他们告诉来会诊的地区医院外科主任。第二天早饭后，他们用车把我送回西井大队。

回到西井，我放下挎包就到点上去，半道上碰见去巡诊的同志，"队长回来啦，点上有几个病人等着你呢。"到点上，刚进门，看见院子里有几个老乡，有的站着、有的坐着，屋里有三个病人，两个在扎针灸，一个老何在用听诊器听肺。队里一位同志看见我，立刻叫："队长回来啦，有三个病人等你，看能不能治？"我说："好，一个个来，你安排。"

我在院子里就看起病来，第一个坐在小板凳上的老人，消瘦，面色有些黄，精神较差，左脖子旁鼓起一个包，"大爷，哪里不舒服？""大夫，你看我这疙瘩（他指着脖子左边那个苹果大的鼓包）能不能弄掉？"我一摸是实性包块，肯定是肿瘤，我早听说过这里食道癌多。"大爷，吃饭咋样？""咽不下去，只能喝玉米糊糊。"我一听多半是食道癌。"大爷，你得到县医院做个检查！"我给县医院X光检查医生写了个条，申请做食道钡餐检查，把条交给陪同他前来的亲属。第二位病人是个10多岁的男孩，个子才1米来高，很矮，好可怜。他下背部有个20厘米的圆球，表皮由于长期摩擦发黑而硬，我用手摸，叫他咳嗽，有震感。我跟队里同志说："这样大的骶部脊膜膨出，我还是第一次看到。”这孩子两足内翻，是用足背走路。我脑子里本能地立刻想起毛主席的话"农村是一个广阔天地，在那里是可以大有作为的"，这个病人在大城市哪能见到。我和老何及在场的队友商量，一致意见：如此大的脊膜膨出，做手术风险很大，还有脚也要做手术，刚下农村，不能干。于是告诉他家人："在这里做不了。"第三位病人是妇女，穿着比一般贫下中农好些。队里同志告诉我："老王她们看过，像乳腺肿瘤。"我问："大嫂，哪里不舒服？""我奶子有个疙瘩，不晓得是啥病，能不能治？"她解开衣服，用手指着左乳房乳头外侧部位说："就在这块。"我和队里一位女队友边看边检查边说："你看，这块皮肤和周围的不一样，像橘子皮样，""你摸摸看，这疙瘩比大枣还大，不规则，很硬，像乳腺癌。""是很硬。""我还得摸摸腋窝淋巴结有无转移……嗯，你摸这里，好像有个像黄豆大的硬结。"这位队员摸了一阵才说："是，我摸着了。"我问那位妇女："你多大岁数了？啥时候发现的？"她告诉我们，她今年46岁，家在西井上面那个村，离西井有10多公里地。无意中发现奶子有个小疙瘩，已一年多了，一点点长大，到县医院看过，说是瘤子。本来要她到地区医院去，这回解放军医疗队来了，要她来找解放军。我告诉她是瘤子，是恶性的（为不让她吓倒，不说比较晚，也不说预后问题），需要手术，要把整个乳房切除，范围较大，在公社卫生院住半个月，尽量不输血……把手术后可能发生的问题，安全措施，对消耗的液体和药品要缴费等都做了交代。请她考虑决定后再来。那位病人走后，留下一位陪她来的亲属，向其讲明她的病已到晚期，可能会复发。他问有啥办法预防，我说经济上可以的话，手术后到大城市做烤电（放射治疗）。

他们走后，我立刻让这位队员通知指导员、副队长、王医生、小孙、小安、小徐、小沈和老王下午4点到点上开会。

在会上我讲了一下那位妇女的病情后说："这个手术创面大，仔细结扎血管可控制出血，主要清扫腋窝淋巴结，要注意不要损伤神经和腋动、静脉，风险不是很大。根据上批赴陕西医疗队的经验，我们可以做的，看大家意见如何？"

"是不是叫她到地区医院去做为好？"指导员首先发言。

"李队长在医院做过很多大手术，这个手术没问题，何况县医院医生也想通过我们帮他们提高，我同意做。"初副队长表态。

"能不能做主要看队长，他说能做，我们就积极配合，把第一仗打好。"王凝芳医生说。

"我们同意做。"其他同志先后表态。

"这个手术风险不是很大，但创面广，创伤大，主要怕感染。根据第一批赴陕西的医疗队的经验，在农村由于平时很少用抗生素，用一点就管用，这样的手术能做。风险是清扫腋窝淋巴结一定不能损伤神经和腋动、静脉。"我说："这是我们下农村第一个大手术，也是一次大练兵，我们一定要从难从严进行准备，第一仗一定要打好。"接着就像军事指挥员一样布置战斗任务："我们分头准备吧，老初，你给县医院胡医生打个电话，一是让他准备参加，同时请他帮忙找献血员。小安，让小宁和你一起准备手术敷料、器械和消毒。老王，你和小龚准备手术间的布置，照明用的长筒手电，多买些电池把输血、输液的东西准备好。小孙你把开放全麻、气管插管的用具、乙醚和氧气准备好。小沈和小徐准备配血型、采血和输血。老王、指导员和老何在点上看病。"

我和小沈一起跟着一个6岁小丫头到她家吃派饭，小沈看我一路上不说话，问："队长，你在想什么？""我在想长治还要我去给那小姑娘做手术怎么办?乳糜腹水是普通外科的事，他们都治不了，我有什么办法？"她又问："什么叫乳糜腹水？""就是牛奶样的腹水。"

冬天，天黑得早，吃完饭回到屋里，老何已把豆油灯点亮，躺在被窝里，"队长回来啦！""唉，你吃饭没有？""吃过了！""长治那姑娘的事情，他们可能还要来找，我得准备一下，今天刚看的那位乳腺癌病人的手术也要准备一下，老何，你同意做吗？""我赞成！"

我先看《局部解剖学》，复习有关两个手术的解剖，对外科医生来说解剖是最重要的，接着打开那本大的《普通外科手术图谱》，正看着，初副队长回来了。他进门就说："队长，你吩咐的事我都落实了，献血员我们什么时候要，就什么时候来。""你这么晚才回？""我跟大队干部唠嗑呢！"我知道他搞关系有一套，这也很需要。他比较讲究，用开水壶倒点水洗脸泡脚。我接着看书。大约晚10点我刚躺下准备睡觉，听见外面有个小伙子喊："李队长，军分区中心医院来电话，让我告诉你，明上午他们来车接你。""哦，谢谢！"这时把已入梦乡的他俩吵醒了，我说："老初，手术的准备工作请你检查落实一下！""行！"他似醒非醒地回答。

第二天，吃过早饭，我先跟师指导员打招呼，我又要去长治，队里的工作自然由她负责，手术准备工作由老初负责，他是外科动物实验室技术员，还懂点。

因为我想乳糜腹水是由于小肠吸收的乳糜样液体通过血流运送到肝脏受阻而产生，不知道地区医院有无血管手术器械，我把从医院借来的血管手术器械和缝针缝线带上。我从1963年开始练小血管手术技术，并成功地做了狗的同种异体肾移植，又在胸外科李功宋主治医师帮助下，成功地为病人做了难度很大的肾动脉狭窄手术，所以对做血管手术是有信心的。

上午10点半来到长治的军分区中心医院医生办公室，

这时地区医院外科黄主任已在座，军分区中心医院院长向我介绍了各人单位和职务。这次是正式手术前讨论，在讨论手术具体事情时，我说："乳糜腹水症手术是普通外科的问题，我是搞泌尿外科的，应该由黄主任来主刀，黄主任很有经验，我当第一助手。""不行，不行，一是这种病我也未见过，二是病人家长特别相信和要求让解放军做。我当第一助手，还是李队长主刀。"最后还是赶鸭子上架，决定我当主刀，黄主任当第一助手，并决定第二天上午在全麻下做，讨论后我跟黄主任说："不管怎么样，不能让病人撂在手术台上。"他说："对！"

在军分区中心医院的最大的手术间约有40平方米，手术台上躺着一个十分消瘦、皮肤白而薄的姑娘，她期望着给她开刀的医生们能挽救她的生命，而手术的医生们对能否成功，基本上没把握。消毒皮肤，铺无菌手术单。无影灯对准手术部位，手术开始了，此时的我希望是单纯血管病变，做个血管手术能解决问题就好了。打开腹膜，吸尽牛奶般的腹水，探查肝门，"啊！一大片白，肝门所有血管被粘住，看不见，根本无法分！"我俩不约而同地说。"院长，请你看看！"我说。护士马上在我身后放了个脚凳，他站稳后伸过头，朝我用长血管钳指的部位仔细看了一下，"嗯！你们二位看有什么办法？"我说："先按原计划在右下腹将腹膜做个窗口，让腹水由皮下吸收，然后在肝脏腹面用碘酒抹一下，把大网膜缝上，希望形成侧支，黄主任，你的意见？""好，能否干脆将肝脏切个小口，把大网膜的一角塞进去，再缝，这样固定更牢。"黄主任说。我说："这个主意好！院长你的意见？""按你们意见办。"我又说："院长，请你把这些情况跟她父母讲一下。"我们就按此方案进行。手术一个多小时顺利结束，病人情况良好，总算安全度过，我们心中一块石头落地，可不知效果怎样。病人苏醒后被送回病房，我以很抱歉、无可奈何的口气把手术情况详细向病人父母作了介绍，"现在只能做这些，效果目前不好判断。"（没想到半年后，她不仅活着，还长胖了，我们根本不认识她了。20年后竟在农村死于肺炎）"李队长，黄主任，你们受累了，你们尽了最大的努力和责任，我们全家非常感谢你们！"孩子爸紧紧握着我们两个人的手说。

吃完军分区中心医院为我们摆的"宴席"，我到病房，看见吊瓶小壶里鲜血一滴滴流向小姑娘血管，尽管手术中没出多少血，但她血浆蛋白低，以此补充。她醒了，很安静，用那明亮但无力的眼睛凝视着我，好像要说点什么。我轻轻握着那苍白的小手说："叔叔有事，一会儿就走，以后来看你啊！"她点点头。医院领导、有关医生、护士长和她的父母送我上车。

回到西井，放下挎包，我立刻到点上去看"手术室"。这间"手术室"就是坐北朝南的最大的一间，一侧土墙上挂有一幅已旧，落了一些灰尘的《毛主席去安源》

的彩色印刷像。大梁中间吊着一盏电灯，灯泡上已变黄，在它下面有块大布，四角被绷带牵拉到房间四个方向的钉子上，紧紧拴住，在这布下，地上已有四条长木条板凳，"哦，麻醉用的头架也借来了！"我高兴地自言自语道。输液架，一箱静脉输液用的生理盐水和5%葡萄糖液体靠墙放着，黄土地上干干净净……"这帮人还真能干！看样子可以开张了！"这时，小安进来了，"队长回来啦，怎么样？满意不？氧气袋先借来一个，在小孙屋里，用的时候拿来，做手术那天，把这一扇门板卸下来搭在板凳上就可以了，我们已演习过了！""很好！"我赞扬道，心想手术室出来的人就是麻利。"队长，今天是咱两个人一组吃派饭，我把门锁上就走！"小安说。太阳已落山了，我们沿着崎岖不平的小道向老乡家走去，"队长，这次到长治去，手术做成了吗？""手术是做了，病人很安全，就是效果如何不知道。"我把手术所见和手术怎样做的讲给她听，"这个病别说我和地区医院外科黄主任没见过，连我院陆惟善教授也未见过。"

"唉，小安，在医院做大小手术都要写手术报告单，这个手续不能省哦，手术千变万化，有些事情很难完全估计到。农村条件差，必须自愿，口说无凭，要立字据。我起草，给指导员和老初看看，然后你用复写纸多复写几份，复写纸大队和公社都有。""好，那个乳腺肿瘤病人又来找你了，问什么时候做。那个不能咽食的大爷检查回来了，老何看过是食道癌，很严重，说看你有什么办法处理。""小安，明天叫那大嫂家人来签字，通知手术组的同志和县医院胡医生来开手术前讨论会好吗？""是，队长的指示我一定办到。"说着就到了老乡家。这家条件很差，漆黑的屋子只点了盏豆油灯。老乡给我们做了两碗玉米加白面的热汤面，有点葱花和辣椒。

次日早饭后，来到点上，那位大爷的家人看见我立马迎上来说："李队长，请你想法救救俺爹，几天来连小米粥都喝不了几口，只能在公社卫生院打吊针。"说着就要跪下，我马上扶起说："片子在哪里？我看看，啊，食道有5厘米长不规则的狭窄，很细。我们商量一下，你们先等一会儿好吗？"我拿了片子和何长清、王凝芳两位商量，"食道癌诊断没有问题，手术我们做不了，已转移，也不值得做。但也不能看着饿死，我想给他做个胃造瘘，灌点稀食物，家里人都能做。我们教给公社医生给他定期换管，你们认为行吗？""好，从长时间着想，这比天天输液强，方便，可以回家。"王凝芳说。老何点头："我同意。"我给大爷的儿女讲了我们的治疗意见，还作了具体解释。他们同意，我让小安拿"手术申请单"，我写了疾病诊断、治疗意见、手术名称、麻醉和可能发生的问题，给他们看过，他们认可后在上面写上"同意手术"，儿女盖了手印。

这是我们到西井后第一个手术，一切要谨慎，除了物质准备外，人员技术也要准备。胃造瘘虽是小手术，但初副队长毕竟只是技术员，所以我叫县医院胡医生过来当第一助手。手术那天上午8点他就赶来了，我们和老初、小安等六位同志在"手术室"作了手术前讨论，主要讨论手术步骤和手术后护理，让每个人心中有数。"手术室"一切准备就绪，中央两张长条凳上搭了一扇门板，这就是"手术床"，上面铺着报纸，再铺上薄褥子、油布和白手术床单。"麻醉桌"上铺上无菌巾，气管插管的器械、管子、麻药、注射器……都准备好了，桌下放着氧气袋。病人来了，小孙帮他上"床"。胡医生等帮他脱衣服，小孙、小安让病人侧卧，分别用温水毛巾在上腹部手术位和后背擦掉一层"泥"。（利用这时间，我将已上好胶卷的照相机交给小沈，告诉她我们做手术时，她给拍一张，没闪光灯，曝光时间长……）"大爷，可以平躺了。"小孙说。他开始给病人输液，我们开始用肥皂洗手，王凝芳医生用烧开水的壶将凉开水冲净我们的手，为了节约用水，水流很细，一个个再用酒精泡手，小安先泡完，穿上无菌手术衣，戴上手套，立刻铺开"手术器械台"。我第一次看她上台，的确很麻利，是个有经验的好帮手，对我做手术有利。老初接着将手术区规定的范围进行了皮肤消毒，铺好手术巾单。按常规我站在病人右侧，助手老初站在我左侧对面。县医院胡医生站在我后面。我说："大爷，给你打麻药！有点痛，一会儿就不痛了啊！""哦！没事！"我在他上腹正中分层注射0.25%普鲁卡因溶液（为延长麻醉效果，加了两滴肾上腺素），这时小孙在麻醉记录单上开始记录麻醉时间、手术开始时间、血压、脉搏和呼吸、病人的反应等。除我说"刀子""血管钳""剪刀""结扎"的口嘱和小安递器械打在我手套上的声音外，屋里很安静。（图1）在病人胃体部中央局部注射麻药，缝两根吊线，小安提着，我说开吸引器，在两吊线之间，用刀尖戳一小口，顺刀将长血管钳插入、刀拔出。老初立即用吸引

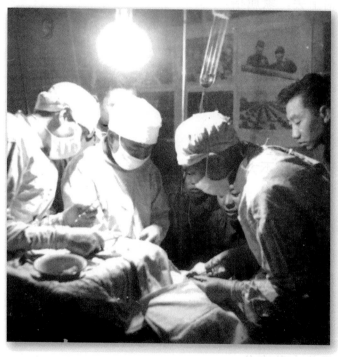

图1 为食道癌病人做胃造瘘手术，右二李炎唐，右一观者县医院胡医生

器吸胃液。我用血管钳分开切口，小手指粗橡皮管插入，抽出血管钳，调好管子位置，在胃和腹壁用丝线缝一针，将线在管上绕两圈牢牢地结扎，一边打结一面作详细交代："小胡、小孙，你们每天巡诊要对造瘘口进行消毒，换纱布，特别要告诉病人和家属，不能让管子掉出来，两周后才形成瘘道，一周内主要靠输液，一周后可从管里灌米汤和糖盐水，两周后才可灌……"手术完，病人家属从公社卫生院借来一副担架，铺上他们自己带来的被褥，把病人抬上去，家属抬着担架，小孙举着输液瓶，我跟着到他们自己租的离我们不远的老乡家。输液瓶挂在墙壁的钉子上，安排好后，小孙在那里继续看了一会儿，我把上面交代的手术后注意事项又给病人家属讲了一遍就先走了。拆线前，我每天去看一次。拆线后病人和家属要求回家，我们看无事，同意，他们把病人抬上马车拉走了。

　　这是一个不大的手术，然而公社、大队干部和乡亲们可认为是件大事，"解放军医疗队了不起，能救命，能治病"，消息立马传遍邻近100公里各乡村，引来了很多病人。内科以慢性支气管炎、胃病、关节炎最多；外科以先天畸形（侏儒、足内翻、脊膜膨出和裂唇、裂腭）最多，这和近亲结婚有关；再就是肿瘤——食道癌和胃癌，急腹症。

　　西井大队有位女劳模邀请我们医疗队全体到她家做客。她家院子很干净，进门右侧是一栋两层楼的砖房，下

面是堂屋，隔壁是卧室，与此相连侧面一排是平房，依次
是厨房、柴火房、农具房，厨房炉灶有砖土砌的"管道"
和主楼的炕相通。堂屋也有一张炕，一张方桌，四条长
凳。院里有棵大槐树，下午5点开始我们医疗队的同志陆
续到她家。我去时已有几位同志在那里聊天了，劳模大妈
坐在屋里小凳上，我们的人分别坐在小长条凳和门槛上。
大妈在介绍她家情况：老伴去世了，有三个女儿，大女儿
18岁，初中毕业在西井公社电话广播站当接话和广播员，
还在上班未回。二闺女14岁，在上初中，正说她，她进来
了，"李队长，大伯（对着何长清叫），阿姨。"叫了一
圈，刚放下书包，大妈叫她到厨房加柴火看锅去："搅
搅，别糊了！"小闺女10岁，上小学，她依偎在王凝芳怀
里，听我们聊天。大妈说："西井是抗日战争根据地，革
命老区，二十多年不见亲人解放军了，这回你们来了，给
咱老百姓治病，好高兴。我请你们来坐坐，穷山沟没什么
吃的，今儿个请你们吃顿杂粮粥。"说着，刚下班的大闺
女和二闺女从厨房一人端了一个盛满了热气腾腾粥的海碗
（比我们一般家庭盛汤的大碗还要大），拿了双筷子，分
别给我和指导员。大家见状忙说："我们自己来！"抢着
上厨房盛饭。小龚边吃边说："你们吃出有几样东西？"
大家七嘴八舌地说，有土豆、黄豆、红豆、芸豆、玉米、
小米、高粱米、扁豆……除了大米，五谷杂粮几乎全了，
真是别说，当时犹如今天吃鱼翅捞饭，就是现在我们家用

五种豆做粥也很好吃。到医疗队一个多月，这是第一顿美餐。我们一面吃一面说真好吃，大妈和她三个女儿高兴得直笑，我竟吃了一大碗半。吃完饭后，我们稍坐了一会儿，便带着感激的心情告别了大妈等。

上午8点半，温暖的阳光照进了"手术室"。小安、小孙已准备好了手术和麻醉器械及用品。"队长，我们都准备好了，接病人吗？""接！"护士老王到门外老乡家，接来已在那里等候的中年妇女，"昨晚身子擦洗过没有？"我问，"洗了。""皮也备了。"小安补充道。

我和王凝芳看过原先检查记录和她家同意做根治性切除手术的签字记录，叫县医院胡医生一起再摸一下乳腺肿块位置，核实无误，皮肤干净。"不要害怕，有麻醉，不会痛。"看她很紧张，我安慰她说。屋里很冷，手术间不能生火炉。让病人躺在门板搭的"手术床"上，只脱上身衣服，我用龙胆紫在她患病的左胸部画好切口线，又帮小孙在病人鼻孔上贴一小缕棉花，再三提醒这是观察呼吸的标志，注意瞳孔和角膜反射。已刷好手的初副队长立即按常规用碘酒、酒精进行消毒，铺盖无菌手术巾和大单。我一面刷手，用酒精泡手，一面询问和叮嘱王凝芳和小孙麻醉不能太深，"瞳孔对光反射怎样？""麻药滴慢一点。"因为这是我们医疗队第一例全麻手术，麻醉一不留神就会出大事情。乳腺癌根治性切除，创面大，病人除腋窝外显露都很好。大手术我让胡医生当第一助手，毕竟他是外科医生，是黎城县外科一把手，再说我们来是暂时的，要长期为老乡解决问题要靠他，因此，培养他具有长远意义。乳腺癌手术我未做过，我一面做一面说："手术要两快一慢，就是切皮缝皮快，关键部位要慢，要很熟悉局部解剖。""游离皮肤注意血液循环，防止手术后皮肤坏死。""手电筒灯光照这里（电灯光照不到深部。我用止血钳指着腋窝大血管处）。""看，这是腋动、静脉，腋神经在这里，瞧！这有个淋巴结，我摸一下。""小胡、老初，你们也摸摸，轻一点啊！"他俩都摸了一下，我问："怎么样？"他俩说："有点硬。""拉钩拉开，手电筒照这里！"台下老王立刻将长筒手电的光照到腋窝手术野。"小胡，轻轻拉开一点动脉，好！"我将淋巴结分离出来，让他们留下，放进有福尔马林液的青霉素瓶中。大块乳腺组织放进弯盘里，"放香烟引流条，缝！"我让胡医生开始一层层缝，"把消毒好的纽扣拿来，皮肤张力大，做三个减张缝合，切口两边各有三个纽扣，用粗线从这里穿过来，结打在纽扣外面，避免缝线勒皮肤，明白吗？""明白。""纱布！"把切口盖好后，"纱垫！"我一面铺一面讲："乳腺根治疗性切除后皮肤缝合，下面不能有腔，否则容易产生感染或皮肤坏死，必须铺平，然后用绷带绑紧。"我们把她"五花大绑"后，盖好被子，管麻醉的同志们守着，等她清醒。过了半小时，小安跑来告诉我病人全醒了，我跟她一块去看病人，病人见我就说："李队长，痛！"我跟胡医生、小孙、小安和老王讲："可用点止痛片，但不能用吗啡、可待因，这些是抑止咳嗽咯痰的药，要鼓励她咳嗽。防止得肺炎！"我让小安把病人家属叫来，我用两手轻压着切口处做示范，"喏，两手轻轻按着这里，叫病人咳嗽，有痰一定要咳出来，不能让肺出毛病，不要平睡，要半躺着睡，每天轻轻拍拍她后背，明白吗？"病人家属都点头说明白。担架上铺好病人自带的被子，病人被抬上担架后，盖上被子，毛巾包住头，胡医生、赤脚医生和病人家属抬着病人，到已租好的老乡家去，那里比公社卫生院暖和。

每天吃过早饭，我和小孙，有时候胡医生也参加，在手术点上集合，小孙挎包里装着碘酒、酒精、无菌纱布、棉球、棉垫和绷带，到炕上给病人换药，因为是无菌手术，换下来的绷带纱布用纸包起来，回点上小安、小孙、老王拿到小沟边去洗，在点上院子里晒干，高压锅消毒后再用。我们给她拆线时，发现尽管只用一点青霉素，喝点棒子面粥，房子被褥亦不太干净，可她的刀口长得都很好，一是她身体抵抗力强，二是农村用抗生素少，细菌对抗生素敏感。

1969年正是美苏两国"夹击"我国的时候，苏联在我东北珍宝岛挑起事端，侵犯我边境。我们医疗队培训农村赤脚医生的内容之一是贯彻毛主席"备战、备荒、为人民"的指示。在西井大队小学课堂，何长清、王凝芳给赤

脚医生讲常见病的防治，老王讲妇女卫生和接产，小孙讲针刺穴位治病。我讲"三防（防化、防毒、防空）"和战地救护。（图2）

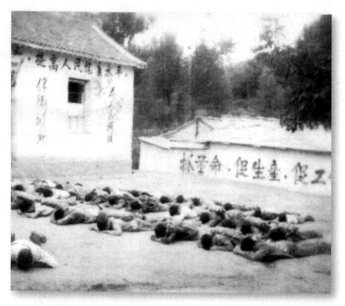

图2 对赤脚医生民兵"三防"训练

一天上午在小学的操场上，我让部分民兵扮伤员，赤脚医生在"战地"给伤员进行伤口包扎、肢体固定，正在向他们示范进行后运之时，突然听见"李队长！李队长！"的急呼声。转头一看，小孙气喘吁吁地跑来，我吃惊地问："什么事？"小孙在我耳边说："初副队长带了个病人，要给那病人做疝气手术，我们问他队长知道吗，他说这种简单的病还用得着问队长！你们准备，马上我给他做。可是现在他把睾丸提出来，硬说是疝气，要切开，我和小安跟他吵起来了，他不听，你快去！"我一听，便对大家说："我马上去抢救病人，今天到此为止。"跟着小孙就往"手术室"跑，进门立刻说："老初等一下。"我急忙刷手穿衣服戴手套上台，我摸着在切口鼓起的睾丸问他："这是软的还是实的？""实的！""疝囊是软的！"我检查是交通性睾丸鞘膜积水，他不认识鞘膜，我一面做一面讲。小安、小孙虽不是外科医生，但经常配合医生手术，虽不会做，可认识什么是疝气。老初毕竟是技术员，不太懂，下农村跟我当助手，两个月做了十几个大小手术便觉得手术不难做，自恃是骨干，出点事情也不怕，拿病人练练技术。小孙不怕他，晚上在指导员屋里开的每天工作汇报会上提出："我不反对学技术，但必须经过李队长检查同意才能做。"指导员问："大家意见呢？"大家异口同声说："同意小孙意见。""好，那就这么办。"

东方刚出现一缕曙光，人们正在酣睡，偶尔听见鸡鸣，一个10多岁的大女孩一手牵着一个满面泪水的小女孩敲我的门，"李队长，李队长！"喊声很急很大，老何、老初都被吵醒了，我立即问："什么事？"姑娘哭泣着说："我妈肚子痛得要命，在炕上打滚！快救救俺娘的命吧！""好，别着急，我马上就出来！"我拿了手电筒，救命如救火，也来不及叫女队队员，立刻跟两小姑娘往她们家跑，不知拐了多少弯，到半山坡小院子一排三间没有窗的土坯房，听见"哎哟、哎哟"的叫声，小姑娘打开中间的房门，豆油灯光下见一中年妇女在炕上蜷曲着，两手捂着肚子叫喊，那个大点的女孩喊着："妈，李队长来了！"我问："大嫂，疼多久了？是老这么疼，还是一阵轻一阵重？"她告诉我有一个时辰了，先轻而后逐渐加重，过去也疼过，没这么重。我问她拉屎拉过虫子没有，她说拉过。我让她靠炕边仰着躺，两腿蜷起来。我问她哪里痛，她指右上腹，我摸了腹部都软，仅右上腹肋下有压迫痛，无肌紧张和反跳痛，结合病史，判断是胆道蛔虫症。我知道山西家家有醋，说："大嫂，别害怕，马上喝点醋，叫你丫头跟我去拿点药。"此时天已亮，那个大女孩跟我去点上拿了四片阿托品，要她告诉她妈一次吃一片，一天吃两次。第二天下午，我和小安去看大嫂，她听见我们的声音，立刻出门相迎，"李队长，昨晚就好多了，今天就不痛了，你救了我的命，咋感谢你嘛？"我说："不要客气，你的病就是肚子里蛔虫闹的，要打虫，回头小安给你点打虫药。"说罢我们就走，大嫂拉着我不放，"队长，我们穷，没啥送的，这一篮鸡蛋，你收下吧。"我们说："给你们治病是我们该做的，你的心意我们领了，鸡蛋不能收！"刚说完，她就跪下，说："队长是不是嫌弃俺穷人，这东西不多，也是我们的心意啊！""大嫂，这一篮鸡蛋是你家几个月攒起来的，很不容易！谢谢了！"我说道可是大嫂就是不起来，无奈我让小安提着，路上我告诉小安等天黑了，和小孙送药时悄悄给送回去。

同志们告诉我来到点上看病的老乡软组织感染的不少，我立刻想起了1958年"大跃进"年代和药局舒锦荣同志研究制作的（当时没有专利，有的是"共产主义精神"）药方子，被各医院广泛使用的复方连翘软膏。这个药方子是我根据军事医学科学院各种中药对各种细菌作用敏感试验筛选结果提出的，主要针对金黄色葡萄球菌和绿脓杆菌，冰片主要是镇痛，药局舒锦荣提出加无水羊毛脂有渗透和拔脓作用。但不知公社卫生院有没有这些药和制作用具。我和指导员商量后让小徐和小沈跟我去公社卫生院药房看看。先跟院长说了我的意思和目的，他很同意，愿积极配合。他领我们到他们中药房，我看连翘、黄连、五味子、五倍子都有，就问有没有冰片和无水羊毛脂，他们说都有，我很高兴。我上次就注意到他们有碾药的槽和轮，我问有没有钵，他们说有，拿出大小不等的石头凿成的锤和钵，说明这里对中药很重视。我说："这些东西怎么用？请教教他们两个好吗？"他们说："行！"我说："小徐、小沈，你们来学学。"他们搬来条木板凳，把槽放在前面，槽里放了几颗连翘，然后把轮子抬进去，轮子中心穿过一圆木辊。公社卫生院女司药坐到凳上，两脚分别踩在轮子两边木棍上，搓动着木辊，轮子在槽里来回滚动，连翘几下就被碾碎了。小徐先上，刚开始两脚用力不均，轮子东倒西歪，她和大家哈哈大笑，不多一会儿便掌握了，接着小沈也上去学。她俩又问用钵碾怎么碾得又快又好，那位司药给她们示范了几下。接着她告诉我们，连翘这些硬的中药碾碎后先用较大的筛子筛，其颗粒仍粗，倒进槽里再碾，然后用细筛子筛才成可用的粉；冰片用小钵子碾；做药膏先把凡士林加热溶化后将药粉倒进去搅拌。整个操作和程序她俩都明白后，我跟院长和司药说："把你们东西搬来搬去也不方便，我们跟你们买了药，她俩就在你们这里做行吗？"他们笑着说："没问题，李队长，只要我们能办的，你尽管说，你们是给俺们村里人治病，我们想请还请不着呢！"我立刻拿他们的处方纸开了处方。我跟小徐她们说按这配方，制作两公斤药膏，请他们算算需多少原料，多少钱。五天后小徐她们做出来了，她们又到长治买了很多大小药盒进行分装。我们和县医院、公社卫生院用了效果都不错，配方给了他们，后来把配方和药膏还送给附近部队卫生所和海军工程部队医院。（图3）

西井曾是抗日战争时期八路军总部所在地，我想真是进行革命教育的好地方。我让一位18岁的赤脚医生带我走一趟，看看当年为什么要选这里作总部地点，我带上了我的120照相机。

说起这照相机和拍照，那是在哈尔滨医科大学上学时

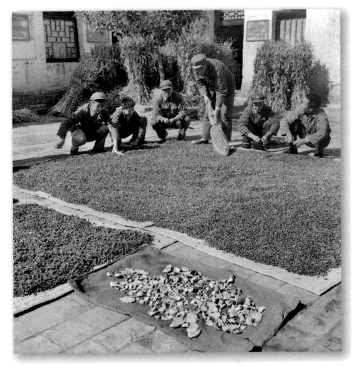

图3 和赤脚医生晒中药

我同学金成柏教的初步知识：光圈和速度的关系，什么光线用什么速度。至于取景，因我在初中就喜欢画画，构图与画画是一脉相通的。1958年"大跃进"，医院让我搞中医中药展览，我除了画画以外，还得照些实物。我向别人借了照相机，可室内照相没闪光灯，我想光线差，速度慢就可以，可是速度慢，稍一动图像就模糊。没有三脚架，于是我在桌上放个小凳，照相机放在小凳上。光圈为8，速度分别为1/4、1/2秒，微光下用B门，心里分别按秒时间数数，分别在5、10、15、20、30各照一张，就这样很快取得经验，然后正式照实物，效果很好。照相机双镜头方盒样，取景从上面通过上面镜头看，两个镜头有齿轮相接，上面调清楚，下面也清楚。我用它摸索出的经验，十周年国庆在北京西单照了天安门广场的烟花夜景，获得初步成功。在我到医疗队之前给我夫人和儿子照了相。（图4）这次参加医疗队为了积存资料照和留念，所以带了它，调好光圈速度，教队友如何取景构图，已经照了几张我们做手术和赤脚医生学战地救护的照片。

赤脚医生带着我出了村向山里往上走，这是一条两米宽坑坑洼洼的土路，两侧除了零散有几棵树和小片枯萎的草以外，全是大小不等的鹅卵石。从村口到山边约有两公里，进山就是峡谷。我听见小溪流水声，心情愉悦，很快发现在悬崖峭壁下面有条小溪，水很清。"我们这里雨

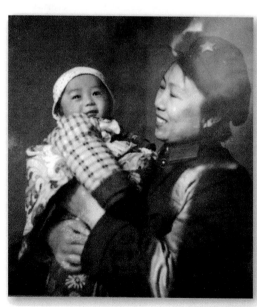

图4 1969年李炎唐在出发前为夫人徐亦青和儿子拍照

水少，干旱日子多，下场雨留不住，都流光了！"赤脚医生看见我蹲在小溪边捧水喝时对我说。悬崖上枯树和枯草明显比下面多，我想夏天一定很美。峡谷弯曲，有一段路在悬崖下面，走到这里看到有长短和粗细不一的冰柱，水沿着冰柱往下慢慢滴。穿过峡谷有块平地，四面是高山，"这里风景多美啊！"我想着很自然拿出照相机回头对着峡谷照相。（图5）

　　"队长！往前就是黄崖洞革命烈士纪念碑！"他指着前方跟我说。

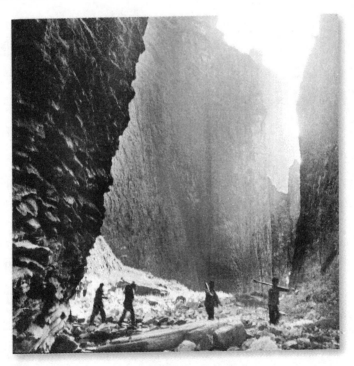

图5 黎城西井太行山峡谷

"黄崖洞在哪里？"

"在那边山上。"他指着右边高高的峭壁上说。在下面看不见全貌，这回我明白这里易守难攻，怪不得八路军总部设在西井。

"今天来不及去了，咱们到左边山沟去看看！"我说，边向左边山坡上爬边问，"那个黄崖洞当年是做什么用的？"

"听老人们讲，当年那里是八路军兵工厂。"

"这山沟里中草药多吗？"

"不多，黄崖洞后面山坡上多。"

爬了一半，我立足环视四周，两边峭壁石头都是斜形的一层层片状、夹着各种方形的岩石。（图6）我脚下是碎石头和被风化的沙粒，根据我的地理知识，我在暗自琢磨，"这里多少万年前起初是海，从峭壁上可看出被冲刷的痕迹，随着地壳变化，地面上升，逐渐变成大河，而后变成如今大山沟"。我拿出照相机又拍了几张。

"上山容易，下山难"，山坡小碎石头很多，一不小心就滑个"人仰马翻"，好在我在北京铁架山采药时就跟赤脚医生学过，不能大步、慢步走，而是身微向前，小步稳走，不要直走，绕小弯走。在回村的路上走到峡谷，我沿着小溪走，看看小溪水流到哪里。走啊走啊，小溪水逐渐增多，哦！在峡谷入口1公里左右的地方突然流进约60厘米大的洞里，以下就没水了。我问赤脚医生："西井那条沟的水从哪里来的？"他说从村后另一条谷里流出来的。

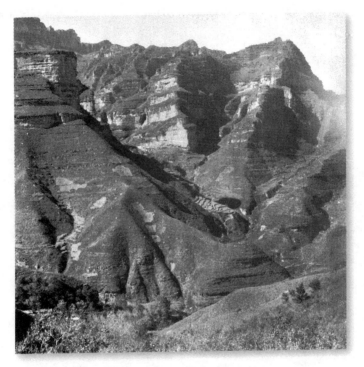

图6 太行山黄崖洞附近

吃过早饭来到点上，见一老大爷陪着一个10多岁两足内翻畸形的男孩坐在墙边上，大爷见着我就打招呼："李队长，俺们请你做手术来了！"负责登记手术的小孙和小安急忙出来说："你一个月前看的那个病人，让他们现在来的。"我问小孙、小安："做骨科手术用的凿子、锤子、石膏粉、石膏宽窄绷带、刀子、剪刀、锯子这些准备好了没有？"小安回答说："我们从县医院把整个一套东西连打石膏用的围裙和水桶都借来了。胡医生听说病人来了，他也来了。"我称赞道："很好！"心想小安不愧是手术老护士，业务熟练，很能干。

我所以预约病人现在来，是基于：1.要做物质准备，到县医院了解有无需要的东西。2.我们到农村要转三个点，西井是革命老区，最贫困，准备呆长一点（6~7个月），但骨科手术观察时间不低于三个月，俗话说"伤筋动骨一百天"嘛，到3月做无法观察。3.骨科手术后要打石膏三个月，天热切口易感染。我之所以敢做，因为大学毕业后我在骨科轮转过，参加过和看过当时骨科主治医师吴之康做"马蹄内翻足"（两脚内翻，脚背朝地，脚掌向上）矫形手术，那是著名骨科专家陈景云的"三斧头"，这个手术相对较简单，在农村可以做。同时看了这病人后，我已复习了有关解剖和手术书。

"大爷，今天先找个地方住下，把他两只脚好好洗干净，要洗到髌盖上面。明上午做手术，好吗？"我说。"唉，好，住的地方已找好，昨晚已住下。"大爷回答道。"你同意做手术，还得在这手术麻醉单上签个名。"小安拿过单来，胡医生帮他一起看，有的地方还念念作点解释。我告诉胡医生、小孙、小安等一会儿，叫上老王到我住处作手术前讨论。他们到我屋里，都盘腿坐在炕上，我盘不了腿坐在炕沿上。我打开了《局部解剖图》和《骨科手术图谱》，向他们讲解手术切口、途径，如何在足背做蔗骨楔形切除、把脚扳正，肌腱如何处理。最后缝完切口，盖好纱布，打石膏靴子。说完问大家都明白了吗，大家都明白后，我开始分工："台上小安，我打完硬膜外麻醉，小孙看着和加药，老王台下并帮小孙查对药物和剂量，手术结束负责拿桶打热水泡石膏卷和带，胡医生、小孙托住病人腿，小安泡和递石膏带和纱布，我打。"手术后常规由小孙、小安每天两次巡诊，撤换石膏时胡医生也来看看，他不是骨科医生，所以我边干边说，用压舌板在病人小腿前部从石膏靴和皮肤间隙处纵行插入，用石膏刀或锯子切或锯开，压舌板起保护作用。石膏靴全锯切开后，用剪刀剪开病人衬里、袜子，掰开，将腿脚抬出，小安用温水把病人腿脚洗净晾干后，换个石膏托。我让胡医生带病人到县医院照患脚的X光正位和侧位片看看，若长好了，石膏托戴一个月再除去，而后慢走。胡医生说一切照办。

按队里开会师指导员的意见，吃顿忆苦饭，西井大队安排我们到住在村边上的一贫农家，他家的土围墙残缺不堪，30多平方米的小院有棵槐树，养一只公鸡三只母鸡，靠墙根堆着乱柴火。一排朝南三间土坯房，房墙也坑坑洼洼，仅东西两房各有一小窗，中屋既是堂屋，又是伙房，墙被烟熏得黑乎乎，墙顶角上挂着蜘蛛网的悬吊物。两口子40来岁模样，有两个10多岁男孩，两屋炕上只能坐七八个人，寒冬季节不开窗，屋里一股异味。面对突然来十多个人吃饭，忙得大锅烧水，和棒子面，做饼（贫农家粮食很少，这顿饭的棒子面全是大队补给的）。小龚、小孙帮着烧火，指导员和王凝芳跟他们两男孩聊家常，老何在另一屋炕上静静地坐着。大嫂从屋外缸里捞出两棵深绿色的酸白菜，拿到案板上边切边歉意地说："俺家穷，没菜，只能吃点酸菜啦！"我们一人碗里一块巴掌大的棒子面饼和煮饼的水。我有胃溃疡，就夹了两块酸菜，咬了一口，心里说："天哪，真酸！"没敢再吃酸菜，要了点盐放在水里，悄悄把剩下的酸菜扔了。当天晚上11点左右，胃反酸很厉害，烧心，疼痛，我赶快爬起来喝氢氧化铝凝胶。第二天早晨开始，饭前饭后心窝部痛得像刀割一样，每天服氢氧化铝凝胶也没缓解，为了减轻半夜空腹痛，我在小商店买了两包很粗糙的饼干，每晚吃一块。老何说他也有点胃痛，不太重。

刚巡诊回到点上，胡医生找来了，"李队长，前两天你看过的那个胃痛的病人在我们县医院做了钡餐胃肠检查，还拍了片子，拿来了，说有溃疡，请你看看，咋治？"我拿着片子对着天看，说："哦，小胡，你看，胃大弯有充盈缺损，周边还隆起，像火山口，很可能已癌变。跟他家人讲讲，要做胃大部切除，若同意，后天做。从今天起，不能吃菜和干粮。片子我拿去给老何大夫和王大夫看看，明上午作术前讨论，你来参加，并上台。"胡医生和小孙、小安一起去了。我把片子分别给老何和王凝芳看过，他们同意我的诊断和处理意见。

晚上，老何和老初没事，早早躺在炕上，我在豆油灯下，翻着《手术图解》，复习胃大部切除的步骤，毕竟我不是普通外科医生，下农村也不天天做，每做一次普通外科大手术都要读一遍。为不影响他俩睡觉，看完书，我悄悄钻进被窝，继续琢磨。这是来农村的第一个胃大部切除手术，只能做好。我把当住院医生时期在普通外科给陆惟善主任当助手时多次看过的手术操作技术，第一批赴陕西的医疗队介绍做此手术遇到的问题和处理办法，一一在脑子里过了遍"电影"。心想，病人手术后好几天不能吃饭，整天输液我们没有人看着，病人家属也不懂，是个难题。第一批赴陕西的医疗队经验很好，手术中将胃管插到空肠，从胃管滴灌普通糖盐水即可，不会有输液反应，病人家属都能做。

上午，在"手术室"开手术前讨论会，大家坐在条凳或小凳上，我坐在麻醉师坐的方凳上，先让胡医生介绍老汉（63岁）的病情和全身检查情况，血尿常规结果，血型，同病人家属谈话的情形。小安说病人家属已签字。我先讲这次手术的重要性，接着讲分工：小孙管麻醉，台上小安，台下老王，输血小徐，第一助手胡医生，第二助手老初，附近海军工程部队一位来学习的外科医生当第三助手，王凝芳监管麻醉和台下处理。由于上腹部手术，我们做硬膜外麻醉难掌握麻醉平面，风险大，针麻镇痛和肌肉松弛都不行，还是开放乙醚点滴为好，但千万注意呼吸，麻醉不要过深。随后我就讲手术步骤和要点，要什么器械，不够，请胡医生到县医院借。胡医生带老初、小徐到县里找献血员，查血型、血常规、出凝血时间，肝、肾功能和有无梅毒。最后我讲小孙、小安让病人今天进少渣半流饮食，明天吃流质饮食，晚上灌肠，后天禁食。今晚让他家人用热水把病人胸腹部洗干净，明天下午你俩去给病人剃毛，后天早晨老初在麻醉前先给病人插好胃管和尿管。说完问大家清楚没有，大家说"清楚"，问还有什么问题，王凝芳问："手术后用什么抗生素？""青、链霉素。"我说。王凝芳说："公社卫生院每个医生只分两支，趁这次到县医院买，不行到长治多买几支，反正今后还要用。"我说："这意见很好，用前青霉素要做过敏试验。哦！小安，你到小商店去买块糖，手术开始，把糖块用酒精纱布包半小时消毒，手术中用。""唉。"小安答道。

早饭后，我走进"手术室"，看见病人已躺在"手术床"上，胡医生、海军医生和初副队长一个个挨着在酒精桶里泡手，泡完后用毛巾擦手。我检查胃管、尿管都插好了，液体也输好了，开始刷手并嘱咐小孙开始上麻醉。我泡完酒精边擦边看病人麻醉深度，叮嘱："注意瞳孔对光反射，不要太深啦！"9点多，我说手术开始，小孙在从医院带来的麻醉记录单上记录时间、血压、呼吸和脉搏。我刚给病人切开皮肤，我的胃开始痛，随着手术进展，我的胃也越痛越厉害，我说："小徐，请到我屋里桌子上把那瓶氢氧化铝凝胶拿来，我胃痛得不行！"过了十多分钟，小徐拿来了，把瓶子颠倒过来，摇匀后，倒在公社借给我们的小茶杯里。我转过身，她将我口罩带解开，拉到脖子后面，我以鞠躬的姿势低头喝药，大家看了直笑。喝完后，小徐用纸将我嘴边的药擦净，重新把口罩系好，我们继续手术。（图7）"老王把胃液抽抽！""你俩摸摸胃管在这里，喏，在胃大弯摸到比拇指大的硬块。"我对胡医

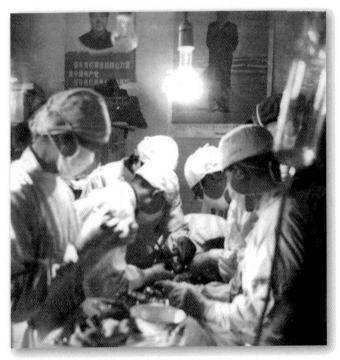

图7 胃大部切除，左二李炎唐

生、老初他们讲。他仁先后摸了都说"是"。纱垫保护好后，钳夹，切胃……在县医院借来的马达吸引器隆隆的声音中，我们边切边吸着病人的胃和肠内的液体。胃切除三分之二……胃和肠后壁缝完后，我用钳夹着胃管说："老王，把胃管用酒精擦擦，往里多送一点！"我从胃里将管拉出一手掌半长，用三角针、粗丝线穿过胃管头，打个扣，"小安把糖块给我。"然后用切皮刀在糖块两侧各切刮出一小沟，将胃管上的丝线在两沟间绕两圈打三个结，糖块牢牢地被拴在胃管上，用大弯钳夹着胃管头送到十二指肠远段。这时王凝芳和大家问："为什么拴个糖块？"我告诉他们，胃管必须放到空肠，硬插很难做到，肠蠕动是向下的，胃管随糖块带下去，这样糖盐水灌进去不会返流，"哦，这是个好办法！"大家异口同声地说。接着缝前壁，用两手指对测，吻合口不狭窄。检查没有出血和遗漏，"清点敷料和器械！"在小安准确回答数目全对后，我开始关闭切口。

等病人麻醉恢复清醒时，我让胡医生把病人家属请来，告诉他们手术顺利，现在等病人醒来。拿着切除的胃，我们下手术台后，打开的胃标本用血管钳指给他们看。这是规矩，不然病人家属不知切掉的部分是否真有病，一般人虽不懂医，俗话说"不怕不识货，就怕货比货"，一看一比就明白。"喏，这是正常的胃，很光滑，颜色正，看这块周围一圈鼓起来，中间发灰，这就是病灶。""哎哟，好大，是毒瘤吗？"他们问，我说："我们还要拿到长治去化验（说做病理组织学检查，他们不懂）呢。"胡医生把病变那块放进不知从哪里搞来的大口瓶里，小安立马将从军分区中心医院买来的福尔马林液倒进去。胡医生自己送到地区医院做病理检查，这对胡医生来说也是培训科学作风，提高认识，他很乐意。公社卫生院的担架抬来了，病人家属将从他们家带来的被褥铺好，医生护士和病人家属一起上，四个人将担架抬到"手术台"边上，平齐平高，我和一个男家属在"手术台"担架的对侧，两个男的在担架的另一侧。我叮嘱小孙保护好胃管，千万不能脱出，我说："大家抓住手术台床单，我叫'一、二、三'，一起抬。""抓好了吗？"大家答："好了！"'一、二、三'，抬！"把病人连盖的手术台用的薄被子一起抬到担架上，然后扯掉薄被子，立即将他们的厚被子盖上，给病人头上戴上帽子，用毛巾把脖子捂紧，前呼后拥。半道上还相互替换着抬。到他们住处，两个人脱鞋先上炕，担架紧靠炕边沿，和下面两个人一同抓住被褥，我喊"一、二、三"，把病人抬到炕上。输液架放在炕边病人头侧，胶布把胃管在鼻孔、面颊和额头处分别粘贴住，输液瓶装满葡萄糖和盐水的混合液，输液管接上胃管，液体开始以·分钟80滴的速度缓缓滴入，虽然不是静脉输液，但手术头两天肠功能没恢复，不宜太快。接着我向大家交代：病人家属这几天白天黑夜轮流看守，首先看住这根救命的胃管，千万不能让病人拔掉（这在我们医院发生过，一位病人睡梦中感觉有条蛇从鼻孔爬进，本能反应，把胃管拔掉，吓醒一看是胃管）。要鼓励病人咯痰，咯时你们这样（我用双手轻压病人刀口处示范）轻轻压住伤口，减轻咯痰疼痛，防止发生肺炎，也防止伤口裂开；经常给病人翻身，轻轻拍拍后背，动动胳臂和腿，明天头背垫高点，争取早点下炕，有助于早日恢复。

每天早晨我和小安、小孙带上药包去看病人，她们每天两次，直到刀口拆线后两天。第一天我问病人哪里不舒服，他说刀口痛。病人家属告诉我，我交代他们的事情都照办了。我让病人侧过身，用听诊器听肺，平躺，听到肚子有点咕噜响，还没放屁。小孙把原来的纱布去掉，用酒精轻擦刀口，盖上新纱布，绑好腹带。小安轻轻敲敲病人的背。她俩教给病人家属将一半勺盐、两勺白糖放在他们吃饭的大海碗（约500毫升）里用开水化好，开水变温后，灌到输液瓶里，每天五碗。小孙打完青、链霉素，我说链霉素只打三天。

病人恢复很顺利，三天就放屁，肚子松快，可下地走了，七天拆刀口线，八天拔胃管，喝点稀棒子面粥、蛋花汤。地区医院病理报告回来了，"胃大弯溃疡部分恶性变，没有穿透到外层和扩散"。我们放心了，告诉病人和家属及胡医生，每年给病人做一次钡餐检查。第十二天他们要回去了，他老婆和儿女一起到我们点上来，见着我就跪下，"俺们要回去啦，感谢亲人解放军救了俺老爷子一条命，俺们没什么报答，这是自己家的柿饼，收下尝尝吧！"我和队员们赶快往前扶起来，告诉他们这是我们应该做的，我们不能收，拿回去可卖点钱。说什么他们也不肯走，"这是俺们昨天从老远背来的新柿饼，别嫌弃，请收下吧！"这是份贫下中农的真情实意，不收，真误以为我们看不上眼。"好！好！我们收下，谢谢你们啦！"我们送他们到大门口，他们不时地回头向我们招手，直到在我们视线中消失。我叫小安她们将此事向师指导员汇报，如何处理由她决定。

到西井两个多月了，"北京来的解放军医疗队给俺治好病"的消息不胫而走，传遍方圆200多公里，东到河北涉县，北到左权，南到长治。晚8点多，我刚要上炕睡觉，听到邻近汽车声音由远而近，不一会儿，急促的脚步声向我们住处走来，我想肯定有事，连忙穿衣服，"请问李队长在吗？"外面气喘吁吁地问道，"我就是，有什么事？"我边开门边问。在昏暗的灯光下，看见被公社电话接线员带进来的是位解放军小伙子，当时没军衔，不知是军官还是战士。小伙子满头汗说："李队长，我们部队一位战士左小腿被砸断了，领导派我来请你去抢救。"救命如救火，义不容辞，一听说腿断，我马上就想到断肢再植。在北京出发前我有思想准备，1962年起我用兔子练过小血管缝合动物实验。1964年和周柏铭同志用狗成功做了同种异体肾移植，最长活了47天。1968和1969年在胸外科李功宋大夫帮助下，为肾动脉狭窄病人成功地做了肾动脉成形术和腹主动脉-肾动脉架桥手术（至今41年，一位女病人一切正常，在长春汽车制造厂图书馆工作），所以有技术准备。我立马将随时准备好的血管缝合器械和针线布包放进军用挎包里，对被叫醒的老初说："明天你跟师指导员说一下，工作你们安排一下。"我跟着小伙子在手电筒照耀下快步走向停在村边公路上的吉普车。我问他多远，他说不远，就几公里。上车（那时坐吉普，好像现在坐加长林肯一样的感觉）后黑夜里，不知东南西北，只知道在往下行驶，坑坑洼洼的土路，人在车里不是左右摇晃，就是脑袋顶到帆布车篷上，车子不时东歪西倒，记不清转了多少弯，几公里足足走了二十多分钟。途中他们告诉我，他们是部队卫生所，附近一施工部队一名战士左小腿被砸断，他们卫生所上了止血带，送长治医院来不及，听说解放军总医院医疗队在西井做了好多大手术，领导请我去看看能不能保住脚。我问："止血带一直扎着？"他说："十来分钟松一下放点血，已输上液。"我听了松口气，若不定时放点血，小腿就要坏死，卫生所野战急救知识还不错。说话间，来到一排平房前，里面电灯明亮，两个多月未见了。我下车急忙与等候在那里的同志一同进屋，他们说病人已在手术台上，所长已清洗完腿脚。我穿上手术衣，立刻叫他们把我带来的血管手术器械用酒精泡，进"手术室"一看房间不大，没无影灯，有两个曲颈灯，手术护士是男战士，为缩短时间，手术器械台已准备好，做一般手术的家当全摆好了。他们介绍完，我问所长："有麻醉师吗？"他说有麻醉士，学过腰麻和开放乙醚全身麻醉。病人不能坐，我说："马上刷手，准备全麻和氧气袋，麻醉不要太深，不痛就行！所长请派人到我的屋子里找初副队长，请他派个护士拿打石膏的一套东西，还有，叫配血型的护士拿东西，她俩一块过来。"所长说好，立刻派接我的那同志带车去接。我穿好消毒手术衣，所长和另一医生已铺好单子等着。我看病人踝关节上方只剩后侧皮肤和部分肌腱未断，创面他们已用生理盐水冲洗干净，破伤风抗毒素和抗生素也已注射。我说："小腿断了已近一个半小时，能不能接活不敢说，总得给个机会吧！"大家都同意。我先让他们慢慢放血看看组织血运如何，血管怎样，先找几根主要动脉断端，立即叫台下护士把泡好的血管器械拿来，把我从医院带来的血管手术必须用的肝素注射液用注射器抽好，向手术台上盛有100毫升注射生理盐水里滴几滴，用10毫升注射器抽好，先从踝关节后动、静脉开始，将受挫的血管断端剪整齐，用肝素盐水冲洗血管腔，以当时最细的比头发粗一点的丝线做血管端对端缝合，二十几分钟，将所有主要动、静脉都接好，"松开小腿止血带！"病人足背动脉立即跳动，有根动脉吻合口射血，补了一针。整个脚颜色由苍白变粉红，肌肉开始出血渗血，颜色转红。于是用1-0粗丝线做褥式缝合把断开的肌腱缝合接上。踝关节上方胫腓骨粉碎性骨折，我们把骨头捏对好后，叫第二助手用力扶住托好。一面叫准备打石膏，我们迅速缝合皮下组织和皮肤，此时病人脚的温度和颜色都恢复正常。切口用酒精纱布敷上，外包无菌纱布，穿上打石膏用的袜套，一个人专负责保护骨折处，尽量不要错位，一个人抬大腿和小腿上段，一个人抬住脚，并保持成90度，小安泡石膏纱布，我打，配合默契，先打后托。接着打前托，迅速用石膏纱布卷从小腿上方向下打，将脚趾外露，便于观察下肢血液循环。等病人麻醉苏醒过程时，我在石膏靴上用笔写上"踝关节上方断肢再植，1970年×月×日"。和小安一起来的小徐查完血型。战士们听说要输血，一下子来了几十位战士要求献血。根据血型，选了四位，各抽200毫升，第一瓶血已开始滴入病人的血管里。我在写手术记录，并写上已做处理和今后处理和注意事项，签了名和年月日。那边卫生所的同志们在收拾，用担架把病人抬到观察室。卫生所所长说："请李队长快去吃点面条吧！"看表，已是次日凌晨两点半。我们三人和所里领导先吃，我一边交代："这里条件有限，切口八天拆线，现在下肢肿，扯线后要换石膏，骨折在X线透视下检查对位，因此，建议过两天血压平稳，不发烧，即往你们有条件进一步处理的上级医院送。手术记录单你们抄一份保存，原件随病人带去。"好久没吃肉丝面条了，大冬天深夜，手术刚完，肚子很饿，狼吞虎咽，很快把热腾腾的面条吃完了，当时的感觉比在北京上饭馆吃得还香，全身暖和。饭后，他们安排我们睡觉，我在办公室，行军床上铺好了病床用的洁白被褥和枕头，屋里有个烟筒接到屋外的煤炉，战士们已填满了煤，炉盖上放着一壶水，屋里很暖和，被褥都不凉，我把灯关了，"啊，真舒服！"这感觉好似现在住五星级饭店，躺下就睡着了。"达达达，滴答滴答"的起床号将我叫醒了，因才睡了不到四小时，太困，号声一停又睡着了，大约快9点才醒来，走出门听见流水声，顺声而去，"哦，这是泉水啊！"我好高兴看见离卫生所不远处有座石桥，山脚下洞里涌出的水流进约30平方米宽、3米深的水池里，乡亲们都在此担水回家，满出的水经桥洞流下，形成小瀑布进入小河沟中，水清澈见底。我没带洗漱用具，在桥墩下河沟旁俯身两手捧水洗洗，真凉，捧起一把水漱口，又喝了一口，虽凉却清甜，又捧一把水洗洗脸，头脑好清醒！"李队长，我们到处找你，哎哟，你在这儿呢，热水打好，请你洗脸吃早饭！"我身后跑来一战士说。"我洗过了，好，吃饭去。"吃过早饭，我们和所长去看病人，他精神还不错，主要看他的脚趾，血液循环不错，我说目前看脚是保住了，以后处理不当，譬如感染了，也可能截肢，一定要注意。我们三人坐上吉普车，向送行的指战员们挥手，车子开上黄土路，最后我发现我们住的西井和他们村中间隔着一小山头，而且发现在我洗脸的泉水出口的山另侧，就是那条上游有水，中游以下即干枯的小河床。车子绕了半个多圈子，由于是白天，回来速度比晚上快。

快过春节了，病人逐渐少了，我和师指导员、初副队长研究，利用西井这块抗日战争老革命根据地进行很好的革命传统教育。我从赤脚医生那里听了黄崖洞兵工厂的故事，提出请位当年的老游击队员带我们去看看，讲一讲。他俩同意，请公社革委会徐主任帮我们请位当年经历黄崖洞保卫战的老战士或游击队员给我们到实地上课。

晚饭后大约7点钟，在师指导员房里，女队员都上炕坐，我们三个男的坐在条凳上，有的同志还未到，老何说："昨早上，好像有一帮男孩打架，还有女孩哭叫声，不知发生什么事情！"小龚她们几个"消息灵通人士"马上你一言我一语说道："从天津来了一批十多个插队知青，都是10多岁的孩子，男的安排在山上大堂里。""一个月7.5公斤粮食（在当时农村，不算少），这些孩子不会过日子，男孩十天就吃完了，就抢女孩的吃。""他们刚从天津下到农村，不会干农活，老乡们不要他们。"大家感到他们怪可怜的，感叹一番，接着谈当天的工作。师指导员说参观黄崖洞的事已安排好了，明上午8点出发，老初跟大队商量，早点吃派饭。

吃过早饭，8点半集合，小孙端着毛主席像，小安打红旗在前（图8），小队伍沿着我上次走过的小道，向山谷进

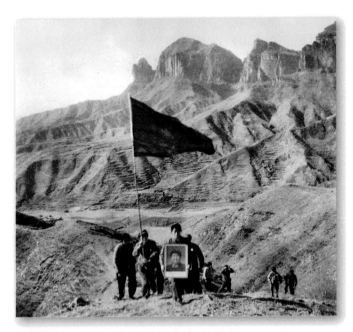

图8 行进在太行山上

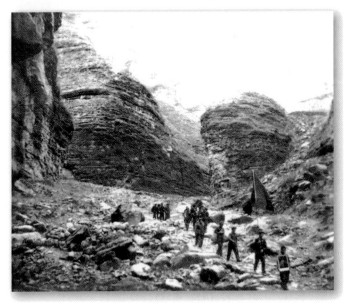

图9 行进在太行山上

发，穿过峡谷（图9），来到四面环山的一片开阔地，中央
有一纪念碑，上书"黄崖洞八路军烈士纪念碑"。当年的
老游击队员已等候在那里，我们排成一横队，师指导员主
持："向在黄崖洞抗日牺牲的八路军烈士们默哀！"（图
10）默哀毕，她说："请当年抗日老游击队员给我们讲黄
崖洞八路军英勇抗日的故事，大家热烈欢迎！"在我们的
热烈鼓掌声中，他讲："解放军，俺讲不好……"他一面
指着一面讲，指着他左上方悬崖的一个被树丛掩盖的洞口
说："喏，那里就是黄崖洞（图11，12），我带你们去看
看。"说着，他左转弯，向其背后往上走，由开阔地走进

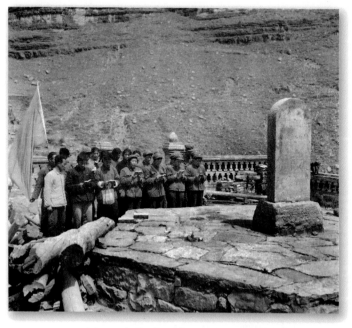

图10 向黄崖洞抗日烈士致哀

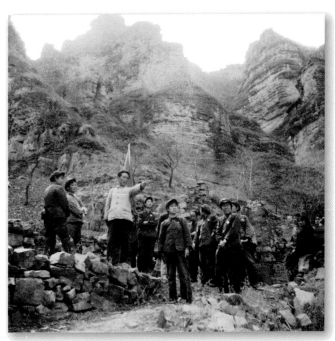

图11
黄崖洞老
游击队员
讲抗日战
争故事

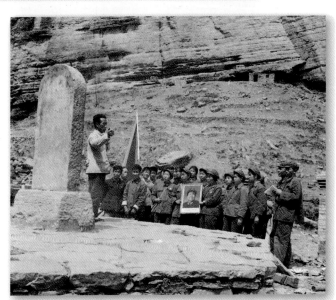

图12
黄崖洞老
游击队员
讲抗日战
争故事

另一约4米宽的峡谷，路上除鹅卵石就是碎石片和石块，两侧是有荆棘的笔直的悬崖峭壁。（图13）拐了一个小弯，走了100多米，无路，前面被山挡住，中间有一沟，从上向下高约100米，呈30度斜坡，沿这沟两侧有一条很少有人爬过的蜿蜒羊肠"小道"。老游击队员不到50岁，瘦，有劲，他在前开道，我紧跟其后，抓住干枯的树根，一步步向上爬，将近三分之二，向右拐，有条人工凿出来的峭壁小道，能走两人。我们全上来后，他指着我们上来那条"路"说："当年日本鬼子几次向上冲，都冲不上来！"然后他领我们继续走，在悬崖上有个天然石头洞，洞口估计高10米左右，宽估计6米左右，洞里地面较平，最高大约20米，最宽10多米。我们进去后，他说："这里是抗日战争时期八路军的兵工厂，主要制造步枪、机关枪、手榴弹。"我们问机床怎么进来的，他说："是啊，多少人用大粗绳和大木棒把部件一件件拖拉上来，然后再组装！起先鬼子不知道，后来被汉奸告发，鬼子多次攻打，未成。为保存机器，只能搬迁。后由于叛徒出卖，引导鬼子从后山爬上来，八路军寡不敌众，光荣牺牲，黄崖洞被占领。"（图14）

　　春节前，黎城县革委会和武装部邀请医疗队去县里"座谈"。下午3点，县医院救护车来到西井村口，每人带上装有红宝书（《毛主席语录》）和洗漱用品的挎包，衣服胸前别好毛主席像章上车。到后仍住武装部，各人住老

图13
通向黄崖
洞的峡道

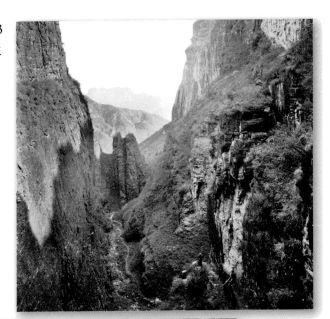

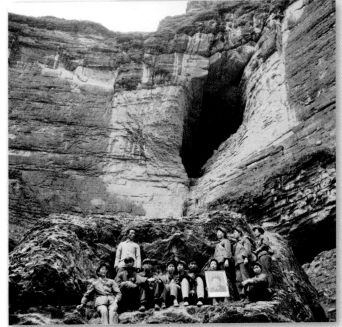

图14
黄崖洞前
留影，前
排左三李
炎唐

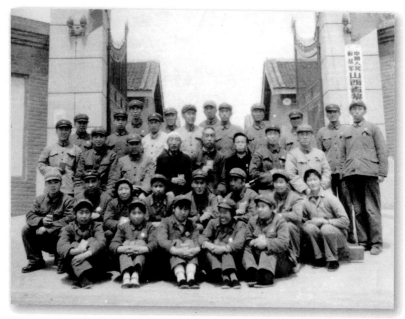

图15 与黎城县革委会领导、武装部同志合影，后排右一李炎唐

地方。洗完脸，整队集合，县革委会领导、武装部全体同志在武装部门口和我们合影。（图15）而后到县革委会，上二楼初来时接见我们那会议室，不过，这次桌上摆了水果、花生、瓜子和糖，还有香烟、火柴、茶水。看这情景，我不知今下午怎么"座谈"。下午4点，县革委会和武装部领导到齐了，县办主任说："春节快到了，我们和解放军医疗队同志一起座谈座谈，现请革委会主任讲话！"大家热烈鼓掌后他讲："今天我们开个春节联欢会，请医疗队同志座谈座谈，医疗队来了两个多月，给俺贫下中农看了不少病，大家感谢你们！"（热烈鼓掌）"你们的工

作影响很大，周围几个县都知道，你们真正贯彻了毛主席的卫生路线……"县办主任又说："请革委会副主任兼武装部部长讲话。"他客气地说："主任都说了，我不说了！""那就请李队长说吧，大家欢迎。"在掌声中我站起来讲："各位领导，同志们，首先感谢县革委会和武装部领导和同志们，感谢西井公社和西井大队对我们医疗队的关心和支持，感谢贫下中农对我们的信任和爱护，我们是执行毛主席的医疗卫生路线来的，要把毛主席的关心送到贫下中农的心坎上，接受贫下中农再教育。近三个月来我们亲身感受到农村缺医少药，感受到毛主席教导我们'农村是一个广阔天地'和'把医疗卫生工作的重点放到农村去'的英明正确……"我简要汇报了我们的工作，公社和大队及老乡们对我们具体支持和帮助，接受再教育的具体体会。最后我带头振臂高呼："毛主席的医疗卫生路线万岁！毛主席万岁！"讲完话，县和武装部领导给我们大家递送水果、花生、瓜子……分头和我们大家一面吃喝一面聊，气氛很热烈。我看手表5点半了，我悄悄问老初："今晚在哪吃饭？"他说："不知道啊！"近6点，天已黑，县革委会主任说："走，到下面坐坐！"我们跟着他们来到县办公楼后面一座平房里，一看是食堂，进门看见两边有四个新的搪瓷洗脸盆和新毛巾，他们客气地要我们洗洗手。屋里摆着四张长桌，桌两旁是条凳，每桌可坐12个人，我、师指导员、何长清、王凝芳与县革委会及武装部主要领导坐在第一桌，老初和其他同志分别和其他领导及干部坐在另外两桌，每人一双筷子和一个粗碗。干部们来上白酒，武装部部长介绍这是县里自己制的地瓜酒，30度左右。老何和我一来不会喝、二来因有胃溃疡不能喝，婉言谢绝了，各人要了半碗白开水。师指导员和老王和他们推辞一番无法，每人给倒了小半碗，接着上菜了。他们说："天冷，有的菜凉了。"有炸花生米、地瓜粉条炒肉丝、炖土豆、炖豆腐……县革委会主任端碗站起来说："咱黎城是个缺水的穷地方，没啥好吃的，俺们的心是热的，解放军同志在下面很辛苦，今天请你们来，感谢你们，集体过春节，给大家拜个早年……干杯！"大家一齐举碗喝酒。我请指导员说几句感谢话。太行山较干，肉少，蔬菜也很少，尽管如此，我们已觉得是吃大餐，真的是过年啦，非常高兴。最后上来一碗冷水，一碗刚炸出来的拔丝山药，县革委会主任说："来，快吃！"他示范，夹一块沾满糖浆的山药往冷水里一涮，山药上的糖水立马成薄糖。我们相继如法炮制，吃起来外面脆甜里面松软，我们赞不绝口："真好吃！"

第二天上午，吃罢早饭，初副队长根据大家要求，指导员同意，和武装部同志带领大家到县城唯一的洗澡塘洗澡。它坐落在县城十字路口的西北角上。路上我问陪同的人洗一次多少钱，他说："免费，洗澡的人很少，干部都不习惯，老乡更不习惯！"我跟指导员和老初商量还是付点钱。走上两个台阶进门，见澡塘不大，男左女右各有一门，门后有两张宽条凳，放衣服用。屋里有火墙，不冷，大家各自都摸一下澡塘的水，老何说："嘿！嘿！很好！"他赶快脱衣服，走进去，泡在水中，直说真舒服。泡一会儿，坐塘边用毛巾搓身子，搓下很多黑"面条"，抖到塘外面，搓一会儿泡一会儿。男的就我们三人。女同志九个，水池小，分批洗。我们洗完后到武装部等她们。哦！好舒服，脱掉一层泥，她们进门就高兴地尖声喊叫。

1970年春节快到了，我们在师指导员的屋子里面开会，主要是讨论这个春节怎么过。会上，初副队长说："大队给每个贫下中农家每人5两白面，说我们再去吃派饭，事必影响人家过春节，因为老乡肯定要把白面做面条给我们吃，他们好不容易过年有一点面粉，过年还要吃饺子。"我们大家讨论，跟团里请示一下，同时跟公社和武装部讲一讲，我们就不吃派饭了，我们自己做饭吃。那么，指导员跟上面汇报怎么过呢？大家就说，这里老百姓他们光吃肉，鱼也不吃，鸡也不吃，他们光吃鸡蛋，鸡杀了以后扔到茅坑里。山西的茅坑很深，上面两块石头，有条10厘米宽的缝，上面口小，下面底大，至少四五米以上那么深的坑，怕人掉下去，其实就算小孩子也掉不下去，他们就把鸡往下一扔，让它腐烂。所以，大家决定，猪内脏老百姓不吃，那我们就吃两样，一个买鸡，一个买猪心猪肝。上面都同意。大家分工，我当大厨，师指导员她们管杀鸡切菜。小龚是回民，她吃鸡可以。那就分两个锅。初副队长跟大队商量，看哪个老百姓家可以做饭，不行我们到大队部去安排炉灶，照顾回民，我们就另找锅做。于是，初副队长带着几位队员去街上买肉。老百姓家一般买几两包饺子。西井大队地少、缺水，很贫苦，老百姓平常吃不起肉。初副队长他们买了猪心猪肝和活鸡。年三十那天，我们在老百姓家一个院子里面，大家都动手，烧热了水，有人会杀鸡，把鸡脖子往后一掰，横割一刀，把血放到盐水碗里，把鸡扔在地上扑腾一阵便死了。而后，用开水一浇，拔毛，老何就在一边看，王凝芳挺能干，帮助一起干，剖开鸡肚，掏出内脏，剪开鸡胗，挤掉鸡屎，撒上盐搓，再用水洗干净。他们把炉灶的水烧开以后，我就把姜、葱、盐少放一点，把鸡一只一只往里扔，烧开了我先尝尝咸淡，煮个把小时，锅盖一掀，香味扑鼻。从离开北京到这里，已经三个多月了，很少吃肉，突然闻到鸡肉味，口水直往肚里流。饭做好了以后，其实就两样菜。这里虽然寒风刺骨，大家觉得挺热乎。我们每个人半只鸡，可是吃得特别高兴。老何一边端着碗吃鸡，一边高兴地说："老李你还真会做饭。"其实不是我做得好，是大家很久没吃鸡，吃什么都香。我们吃完除夕饭以后，大家在一块聊天。不大会工夫就各回各屋去了，当时也没有收音机，就更谈不上电视了，所以大家就只能提前睡觉了。

初一早上，自己用棒子面做粥吃，有点辣椒和葱花。

饭后，我们到公社去团拜。我、师指导员、初副队长和老何、王凝芳等去公社，公社门口已经挂上了红灯、国旗、对联，颇具佳节气氛。我们到公社时已快10点了，公社和大队的领导都到了，首先说些祝贺的话。我们感谢共产党、感谢毛主席，高呼口号。大家祝贺完了以后，我们分头到比较贫穷的人家里面去拜年。就是再贫穷的人家，大队都给他们门上贴上红对联，到处一片喜气洋洋的。但是，不是所有人家都穿上新衣服，有的人家很苦很穷。我吃过派饭的那家是三间土坯房，里面土炕烧点柴火，家具很简陋，家里人也没有什么新衣服，就是稍微穿得干净一点。这天虽然特别冷，西北风吹得脸都疼，但是大家去给贫下中农拜年，相互问寒问暖，感觉到心里热乎乎的。我们走了一圈回来，到师指导员那里去坐一坐，她那里屋子大，大家谈谈去各家拜年的情况，真正体会到了贫下中农的疾苦。

过完春节，团部来电话，要每支队的队长到长治开全团队长会议，汇报三个月工作情况，交流经验。我晚上在炕头豆油灯下写了个提纲。第二天，师指导员和我们全队的人开会，大家分头汇报总结各方面工作的情况。老何讲他都遇到了一些什么病，做了些什么事，怎么治疗的。因为当地的西药很少，除了氨茶碱，没什么别的药，队里面给他的绰号，叫"氨茶碱大夫"。他看了很多病人，因其年岁大经验多，很多病人都找他看病，他讲遇到的病人

很多，主要是气管炎、肺气肿。王凝芳汇报了一下，她是
搞传染病的，看的病也全面，什么病她都看。她讲只一根
针、一把草还是不行的，很多病很复杂，但是，她确实
也用了一些中草药治疗，因为当地也没别的。当地肺结核
多，链霉素都很金贵，来一点，公社的医生一人发两支。
青霉素也很少。大家还汇报了怎么扎针灸治疗，有些功能
性疾病就是靠这个，像风湿性关节炎也没什么好的办法。
先天性疾病很多，有瞎了的、有聋了的。近亲结婚后果严
重，残疾人不少。马蹄内翻足、脊膜膨出也多。最大一个
下背臀部如柚子大，手放上面，病人咳嗽时，有震感，表
皮角化（老茧），不能平卧。侏儒、兔唇也不少。先天性
心脏病、大脖子病、肿瘤也很多。老何、王凝芳他们看了
不少食道癌，大多数是晚期。到大城市去看，贫下中农没
那么多钱，在县以下医疗点做开胸手术是不可能的。我们
教赤脚医生怎么听心脏，怎么用药，训练他们怎么扎针
灸、扎穴位这些。也从他们那里学到一些怎么用中草药的
知识。综合大家的一些意见，我把提纲大概说了一下，大
家又补充了数据，然后同意这个提纲。我把大家的意见汇
总，写了一篇书面报告。

　　一天早上，我到公路边坐大卡车到了黎城公共汽车
站，又坐公共汽车到了长治，从山沟里到这里感到好像进
了大城市。住军分区大院招待所，仿佛住在高级宾馆。
我们三四个人一间房。在那里又碰到了匡启挺，他从壶

关来，人们一听这个名字就知道，壶都关上了，还有什么水。那里没有草、没有树，是个穷山沟。他脸膛都是黑的，表皮都干干巴巴的。后来给大家汇报时，他讲："我们那里因缺水，不敢洗脸，不敢漱口，由于从来不洗脸洗澡，所以脸上身上厚厚的一层灰，又黑又干。我们吃饭从来不洗碗，大家吃完饭，用舌头舔，把碗舔干净，自己保管。所以，有点水用来做饭、喝，哪里舍得洗洗涮涮。"他到招待所以后，先痛痛快快地洗了个澡，用肥皂猛劲搓，因为太脏，一次还洗不干净。大家都在会上汇报了各自的情况。我讲："开始我们也做了中药，做了针灸，但是，解决不了太大问题，农村还是缺医少药，很多常用药都没有，很可怜。这三个月，我做了五个三关节成形手术，乳腺根治性切除做了三个，胃大部切除做了十个，还有子宫切除做了七个，做了断肢再植，协助长治做了抢救治疗等等。"其他队也做了很多手术，也认识到，光靠一根针、一把草不行，我们既要向当地医生学习，还应教给他们一些医药知识和技术，利用当地的条件来治病。大家都体会到毛主席"把医疗卫生工作的重点放到农村去"的指示非常英明和必要，都受到了很大教育和锻炼。我们还讲了怎么吃忆苦思甜饭，进行革命传统教育的情况。大家都很仰慕革命老区，决心继续向贫下中农学习。老匡和其他人表扬我们工作出色，成绩很大。我们比起大多数队条件要艰苦，但比起壶关队好多了。至少我们有水喝，可以洗脸，可以漱口，可以洗澡，同他们比，我们觉得幸福多了。

太行山是我们进行革命传统教育的好地方。从团里面回来以后，我们利用当地的优势来进行革命传统教育，请武装部联系，找到了当时抗日战争的英雄模范李顺达。那天，县里面派了一辆车，吃过早饭，我们在西井大队路口上车，经过黎城县城，到了太行山一个山沟里。李顺达的家是座瓦房，土坯院子里有几棵树，地面很干净。事先武装部已经通过地方政府跟当地公社革委会和李顺达打了招呼，我们进村的时候，他老远就听见我们的汽车声。我们一下车，小孙在前，孙春荣她个小，端着毛主席像，小安打着红旗，小分队就到了他家门口。他知道我们来了，便急忙领着他家人到门口来欢迎我们。他说："欢迎解放军啊！"我们喊："向老模范学习！向老模范致敬！毛主席万岁！"我们到他家堂屋里，我们来了12个人，因为凳子有限，队里的几个领导、老何、王凝芳坐在凳子上，其他人都坐在地上，还有站着的。师指导员先说："我们医疗队是从北京解放军总医院来的，到黎城县向贫下中农学习，今天专程来向老模范学习，请你讲讲抗日战争中的故事。"李顺达说当年带领老百姓同八路军一起抗击日本侵略军是可歌可泣，人们千万不能忘记，不过那都是过去的事了，他操着一口山西话，谦虚地说没有什么好说的，主要向你们解放军学习。我们问他身体怎么样，他说，"文化大革命"开始，红卫兵来造他的反，说他是假模范，斗他，除了"坐飞机"以外，还把他按倒在地，拿块板子压到他身上。有一两个小伙子踩到板子上，一定要让他承认是假模范，他死活都不承认。后来这个事上面也知道了，说"李顺达是真正的劳动模范，是抗日英雄，是支前模范，你们不能这样搞"，红卫兵这才罢休。李顺达说他也没什么怨气，都是小孩子不懂事。我们也不敢随便表态说什么，心中暗自钦佩这位老模范宽宏大度。接着，我们在他家参观，他要留我们吃饭，我们予以婉谢。我们在他家一个多小时，并和李顺达一块合影留念。（图16）照相机是我带去的，放在他家的石磨上，用自拍拍了一张照片之后他和我们一起高喊："中国共产党万岁，毛主席万岁！"他送我们出了门，一直送到汽车旁边，我们在车窗口看到他不断向我们挥手，我们向他挥手致意，直到看不到我们，他才回去。

一天，来了一位50多岁的贫下中农崔母，她说肚子要破了。我先触摸，王凝芳、老何也看了，初步确诊是个大肿瘤。我们在院子里进行大会诊（图17），询问病情，她说这个包长了13年了，一天比一天大。听说解放军医疗队医术高明，把很多病人的大包块都"哼掉了"（老百姓说"哼"就是切掉、拿掉的意思），也想"哼掉"它。她现在走起路来很不方便，影响喘气。我们看她全身情况不坏，肿块已十多年了，不像恶性肿瘤，像良性的，可能是卵巢囊肿。决定第二天给她做手术。根据大家讨论的意见，用全麻。我们把县里的胡医生找来一块做，他是外科医生。初副队长毕竟是技术员，这样的手术让他当第一助手不合适，人命关天。再说培养当地医生也是我们的责任。第二天，同胡医生一块先看了一下病人，商量了手术方案和步骤，病人就上了手术台。我跟胡医生、初副队长洗了手，帮助小孙做了乙醚全身麻醉，病人慢慢睡着了，同时通过鼻子给氧，小棉絮贴在鼻孔上看有没有呼吸，我

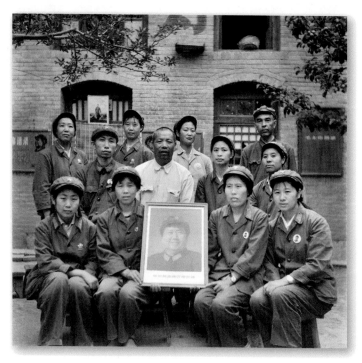

图16 和抗日劳模李顺达同志合影
第二排左二李炎唐、左三李顺达，后排右一何长清

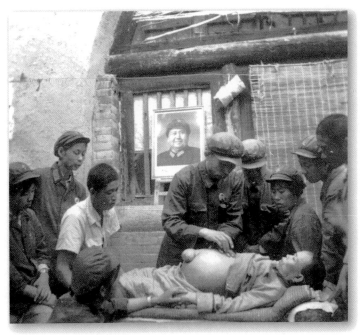

图17 崔母患肿瘤13年，李炎唐（左五）为病人检查

告诉小孙注意观察瞳孔反射，随即手术开始了。针扎了以后，病人没有疼痛的反应，便开始做腹部切口，因为肿瘤比较大，皮肤切开，刚刚剥瘤子的时候，我发现原来鲜红的血液现发暗，我急忙问："小孙，怎么！是不是麻醉过深啊？"小孙一看，吓得脸色变白，说呼吸很慢。我一看是由于麻醉过深，缺氧，使病人呼吸非常缓慢，瞳孔对光反应迟钝，说："赶快拿块纱布来！"我把纱布蒙在她嘴上，进行口对口呼吸，并让胡医生配合。"你做人工呼吸啊！"我说，"我吹的时候你就放松，你压的时候我就放

松，两人配合好，一边给氧。"过两三分钟后，我问：
"血色怎么样？"他们说好，转红了。我看看病人不用人
工呼吸，自主呼吸正常了，我继续观察了一会儿。我说把
伤口按好啊，他们说按好了。抢救完，我批评小孙怎么搞
的！她说："我当时注意看你们切口，没注意给的剂量过
了。"她满脸通红，非常紧张。我说快把王凝芳找来！过
了十分钟，王凝芳赶来，我说："老王，这个病人已经开
刀了，必须做完，请你帮小孙把麻醉做好，麻醉药一定不
能给多了！注意呼吸和瞳孔。"又看了一会儿病人呼吸和
瞳孔对光反应都正常，让她们慢慢滴乙醚，不让病人疼
痛，肌肉稍微松弛一点就可以。（图18）我和胡医生把肿

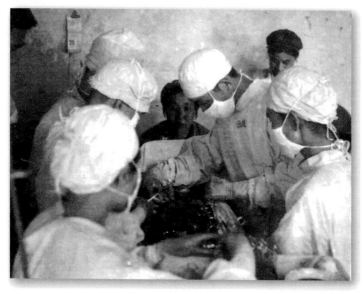

图18 手术进行中，右二师增美，右三李炎唐，右四王凝芳

瘤表面薄膜分一分，肿瘤半透明、有波动，肯定是囊肿。表面有一层疏松的组织，用手扒开，巨大肿瘤深部有个蒂。"这是肿瘤血管。"我对他们说。不好夹，用注射器将水抽出一碗（约400毫升），肿瘤体积小了。在直视下，用两把血管钳夹住切断，血管先结扎后缝合，把肿瘤完整取出来了。我说把那个肿瘤拿去称一称，一称有15公斤多重。我们把瘤子取出来时，为避免腹腔突然减压引起心血管动力改变，发生问题，所以瘤子是逐步拿出来的。我将切口逐层缝合好，瘤子拿走，病人肚子瘪了，切口外多压了几块纱垫。我特别叮嘱病人家属："鼓励病人咳嗽，咳嗽时轻捂切口，病人没有放屁（肠道功能恢复正常的标志）不能马上吃东西喝水，慢慢来。"交代完，我请师指导员、公社和大队领导及病人家属一块来看这个瘤子，他们好高兴，非常惊讶地说，"哎哟，这么大的一个瘤子啊，感谢解放军！"

有一天下午，大队有个小伙子气喘吁吁到点上找我，点上的人不知道我在哪里，就通过大队的广播站广播说："李队长，李队长，赶快到广播站来，有人找你接电话。"我正在在村里跟一个队员一块给病人看病，听到广播便赶快到广播站。广播站和公社电话总机在一个屋子里面，电话的接线员就是劳动模范的女儿，那时她才20岁，她说："李队长，沁源县给你来电话。"我拿起电话说："你是哪位啊？"她说："我是沁源县医疗队的，你是李炎唐队长吗？"我说："是啊，有什么事啊？"她说："我们有一个妇女，她是膀胱阴道瘘，裤子从来没干过，下面都糜烂了，请你来会诊一下，好吗？"我说："好吧，我安排一下，争取后天到你们那去。"她说："好吧。"接电话的第二天，早上碰头会上，我把来电跟大家讲了，将工作向师指导员他们交代了一下，我说："我不在队上，工作由师指导员负责。"第三天吃完早饭，我背着挎包、水壶，并把黎城县医院的膀胱镜放在挎包里，还把电池这套设备也带上。我在西井大队的路口上等着，看到有一辆大卡车来了，招招手，车停下，上了卡车，卡车到了黎城的路口，因为它朝涉县那边走，所以我就下车了。这时已经11点了，我慢慢走了一半路，肚子饿了，心想有碗饭，有两块肉吃该多香啊!走着走着身上出虚汗，就拿出壶里面的水喝上两口，歇了一会儿，稍微好了点。又走，出现低血糖，头有点晕，虚汗更多。走到一个路边，看到一个小饭馆，进去问："有什么菜吗？"老板说："没有肉，只有黄菜。"我说什么叫黄菜，他说就是炒鸡蛋。我说："来一盘吧。有没有米饭？"他说；"米饭没有，只有馍（就是馒头），有棒子面粥。"我说："行，来点棒子面粥，两个馍，来个炒黄菜。"他说："放几个鸡仔？"我说："太饿了，三个鸡仔吧。"我吃得很香，把稀粥喝了，身上也暖和，头也不晕了。我吃了一个半馍，剩下的半个等路上饿了再吃。吃完了以后，我慢慢走，走到公共汽车站。长治到涉县一天有两趟车。我就搭下午这趟车。等到差不多三四点钟的样子，到了长治，住在军分区招待所，就是我们开会的地方。我问了还有最后一班车到沁源。因为路上都要停车，到了沁源已经是晚上七八点了。到了以后，他们安排我吃饭，到老百姓家派饭已经来不及了，他们给我做的面条，里面卧了两个鸡蛋。吃完了，让两个女队员和我一块去看病人，这个病人不到30岁，她是二十一二岁生孩子的。我问："到哪去做检查？"她们找了一个老百姓家的炕头。为了不把别人的炕搞湿了，炕上铺一块塑料布。我说做膀胱镜，她们就帮助用酒精消毒，把手术那套东西、单子都准备好了，手电筒、酒精棉、纱球也准备好了。我就让病人屁股放在炕沿上，两只脚踩在椅子上，没电灯，屋子里面有个煤油灯，看见病人的外阴部都是红的，后来我就小心把外阴部消毒以后，把干纸巾铺上，让两个女队员一个递东西，一个打手电筒。助手帮我掰开病人的外阴部，怎么也看不见尿道口，光看见一个洞，外阴部就是大口子。女队员用手电筒照，仔细再查，还是没有看到尿道口。我就拿膀胱镜从尿流出来的地方插进去，只看到从阴道内向外面流尿，顺着尿流往里面看，"哎呀，没尿道！尿道到哪去了？"我边看边说，就问病人："你生娃娃是怎么接的？"她说："一个大妈给我接的，当时她就说难产，完了以后出了好多血，疼啊！血出了很多，差点死了。第二天，还发烧。等不发烧了，怎么没有一泡尿啊！底下光流尿，一直那么多年。家中没钱，也没到医院去看，就这么挺着，听说医疗队来了，才找他们看。他们看了说没法治，正好有个泌尿科的专家来了，请他来吧。我就跑这来，想请你治治啊！"我看真惨，我就跟那两个女队员说："你们看，农村缺医少药到这份上。"此时，带来的膀胱镜已用酒精消毒好了，那时膀胱镜就和手电筒一样，镜鞘前有一小灯泡，将交流电通过小变电器变成直流电，膀胱镜电源线接上，到农村无电插头，所以就用电池。我告诉女队员将四节大电池接上，用纸捆成一筒，两根电线分别接电池头部和底部，用胶布固定（这些东西是在西井大队早就准备好，随时用的）。我将膀胱镜顺着尿流向里面插，插一点，顺时针和逆时针分别左右从底部看到顶部，各半圈，"哎哟！膀胱从底部到尿道外口整个都豁开了！"我跟两个女队员说："膀胱从底部劈成两半，分到两侧，输尿管口都贴到骨盆壁上去了，所以只看到两边尿流经阴道往外流。"我对病人说："对不起啊，就是到大医院，保住尿泡（膀胱）都很困难，咱们这农村条件更困难。"我跟她家亲人都作了解释，告诉她们，她没有尿道，尿泡全都从底下豁开了，在这里没法做手术，很抱歉。我正在和她们解释，外面一个医疗队同志就叫："李队长，李队长，别人找你的电话都追到这来了。"我说："怎么了？"他说："沁水县让你过去一下。"我说："什么事啊？"他说："他们做一个肿瘤手术，输尿管断了，在台上等着你呢！请你赶快过去。"我说："好吧，我这边完了马上就过去（这两个县隔得很近），请你给我联系一辆车好不好，不然晚上我到猴年马月才能到啊！"他说："行啊，我们跟公社联系一下，想想办法。"我说："是啊，救人要紧啊！"他说："好吧，你放心，我们一定去办。"这边我给这位女患者及家属解释了一下，就脱手套走了。我跟队里的同志说："很抱歉了，没帮你们解决任何问题。从而可以看出农村多么缺医少药，老百姓是多么的可怜。所以，我们执行毛主席的指示是完全正确的，我们也受到很多教育，也看了很多病，从思想上到业务上都有提高，谢谢你们了。"他们说："李队长，车子来了。"其实就是一辆手扶拖拉机。我就坐上它连夜赶路。路不平，一直颠簸着赶到了沁水县。到了医疗队点上后，二话不说，我把衣服一放，就上了手术台。他们在手术台旁已经等了两个多小时了，两个多小时我能赶到已经不容易了，因为正好这两个县挨着，比较近，公路比黎城县和壶关县好多了。我一到他们"手术间"就刷手，穿上白大褂上台，并说："怎么了，哪一边？"他们说："是右边。"哦，是个女病人，他们做的是卵巢囊肿手术，因为那里面靠得比较近，所以有点误伤。我顺着他们动手术的方向，先是在正常的没有动过手术的地方，把正常输尿管找出来。他们也不知道是哪断了，只是看到伤口里面冒尿水，他们就把那地方的尿吸了。把尿吸完后，我看到输尿管还没完全断，他们说："大概断了有三分之二吧。"我问："3-0肠线有吗？"他们说有，"穿上小圆针！"间断横缝三针，多了就狭窄。把它接上以后，看看不漏了，我才下手术台。下来已经到了次日凌晨两点多了，他们送来两床被子我就睡觉了。

第二天早上，沁县医疗队的同志知道我来沁水县医疗队，说："你顺路到我们点上来一下，我们有一个病人卵巢囊肿，帮我们一起做做手术。"到了那里，和他们一块会诊。（图19）我摸摸，比在黎城西井的那个病人肚子稍微小一点，但是，我跟他们交代说，这病也不是一年两

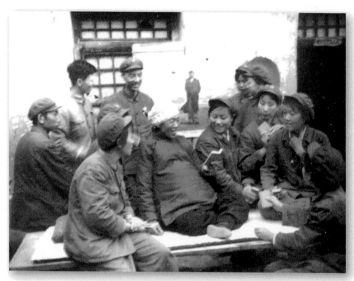

图19 到沁县医疗队为65岁温毛孩做大肿瘤手术，左一李炎唐，左三沁县医疗队队长冯玉泉（现为解放军总医院肝胆外科教授）

年得的，应是长好几年了，当属良性，多半是卵巢囊肿，这里比较多见。由于在农村缺医少药，没法早期诊断，病人又无钱到外地治疗，所以慢慢地长那么大。这时，晋东南、晋南都知道解放军医疗队会拿瘤子，所以都来找解放军了。我是搞泌尿外科的，那个队长冯玉泉比我年轻几岁，正好帮他们做做手术。去了以后，病人都很高兴，医疗队同志说："劳你大驾了！"我说："不敢，不敢，都是来执行任务的嘛！"我看看病人，年龄40多岁，血压还是不错的。他们那里，一切准备就绪，器械敷料均消了毒。他们都比我年轻，30岁不到，手术的经验不如我那么多。他们不会打硬膜外麻醉，只能乙醚开放麻醉，慢慢滴。我特别强调说："你们看好，别滴过头了，两个人看着，注意呼吸，麻醉不能太深了。"我一边做一边问呼吸怎么样。瘤子蒂钳夹、切断、缝扎后，我说慢慢取出来，不要太快，免得腹压一下减压，下腔静脉血突然回血太多，心脏易出问题。我们慢慢把瘤子剥离以后，把整个瘤子拿出来，一称10多公斤。哦，好高兴！他们大队和当地革委会同志都过来祝贺，感谢解放军。这个任务顺利地完成了。他们从县医院借了一辆车，把我直接送到了西井。

为了改善农村医疗条件，提高农民健康水平，培养赤脚医生，在农村留下一支不走的医疗队，我们搞了一个赤脚医生培训班，把常见的医疗知识、诊断方法传授给他们，让他们尽快掌握最基本的理论和技能。我们医疗队不可能长期呆在农村，总是要走的，培养和提高赤脚医生的医疗水平，是我们医疗队来农村的目的之一。开班时，公社徐主任对赤脚医生作了动员讲话。（图20）我们队开了个会，作了分工，内科由老何和王凝芳来讲，主要讲呼吸道感染、哮喘、肺炎，再就是消化道溃疡、食道癌以及腹泻这些病的防治。外科主要由我讲一讲肚子包块，什么叫急腹症、阑尾炎、胃穿孔等。妇科由老王（原来是妇产科的助产师）讲接生，怎么避免破伤风，避免感染，防止羊水吸入引起婴儿窒息和产妇的大出血，还有妇科一些常见的疾病，什么叫宫颈糜烂等问题。大家分头作了准备，都写了简单的授课提纲。有人负责同大队联系安排，有人负

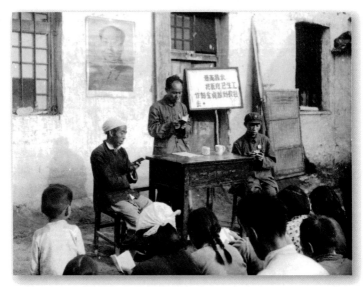

图20 西井公社徐景贤主任（中间站者）和李炎唐（右一）对赤脚医生讲话

责刻蜡纸。对学员，我们不能光是讲理论，尤其重实践，就是我们在看病的时候，让他们分几组，一组跟着老何，一组跟着王凝芳，一组跟着我，一组跟着老王见习。女赤脚医生跟两位王医生多点，不管是男的还是女的，都要轮流跟着我，一块看病，让他们知道为什么会发生先天畸形、肚子包块，什么叫阑尾炎、急腹症。遇到典型病例就把他们叫过来，让他们摸摸肚子，什么叫反跳痛，什么叫肌紧张，另外，让他们听听什么叫肠鸣。老何让他们听听什么叫罗音、水泡音，让他们敲敲肺部，什么是实音。老王也让他们摸摸肚子，体会什么叫肚子软，听听心脏，什么是正常，什么是不正常心音。先让他们之间互相听，什么叫正常，之后再听听病人心脏是什么声音，主要是通过实践来提高他们的感性知识。同时跟他们讲一些简单的理论。讲课地点我们先是在公社找一个会议室，后来找到一所小学，学生下课以后，我们进入他们教室，这样可以在黑板上画点图，特别是外科更要靠图解。手术只能简单地讲，因为赤脚医生还要干农活，给老乡看病，基本上是利用他们空闲的时间。我们医生给他们讲课，同时让小孙教他们针灸，参照穴位图，让他们自己扎。为此我们队专门买了很多针让他们练习，给了他们三套，分三个点，西井大队一个点，另外两个人多一点小村也设点。针灸的疗效主要是止疼。老何和王凝芳跟他们讲授常用药的用法，一些药的副作用，比如说链霉素，虽然用得很少，但也要让他们知道一些常识，结核病还是不少的；什么叫食道癌，怎么检查，怎么诊断淋巴结肿大，可能是什么问题，怎么检查等。总而言之，我们把一些常见的疾病，主要疾病的诊断方法，特别是望、扪、扣、听基本的检查方法都教给赤脚医生。让他们懂得什么叫心脏杂音，急腹症特别要知道什么是阑尾炎，怎么治。掌握一些应急措施，比如，大出血怎么办，不光跟他们讲，还要带他们到村里巡回医疗（图21），到地头巡诊（图22）。他们有时带我们上山挖采中草药（图23），到田间参加劳动（图24）。赤脚医生都比较年轻，20岁以下，十七八岁，有一定文化知识，接受能力强，肯下工夫学习。经过一个多月培训，他们很快就掌握了基本知识和检查方法，对常见病处置能力普遍得到了提高，"毕业"时我们和他们合影留念。（图25）走的时候送给他们一些听诊器，教他们怎么量血压，叮嘱他们百尺竿头，更进一步，造福于贫下中农。

一天晚饭后，我回到屋里正在看书，听到外边有汽车声，不大会工夫来了两个海军战士和一个干部，在一位老乡带领之下，跑到我的屋门口说："你是解放军总医院医疗队李队长吗？"我说："是。""请你赶快上车，有个病人大出血要抢救。"我二话没说，赶快穿衣服，跟着他们上了吉普车。因为天已经黑了，车子又颠得很厉害，看不清方向，一会儿左拐，一会儿右拐，不知道跑到哪去了。后来才发现，好像是海军工程部队那座山，因为那经

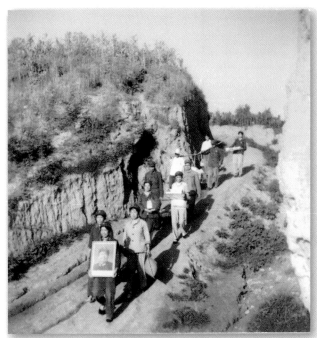

图21 巡回医疗

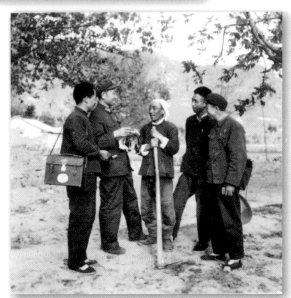

图22 田边为老农看病，左二李炎唐

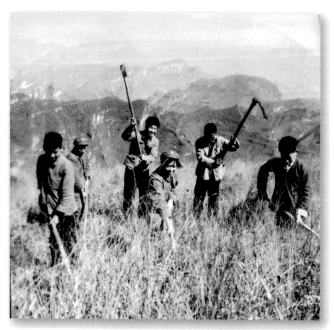

图23 和赤脚医生一起挖采中草药

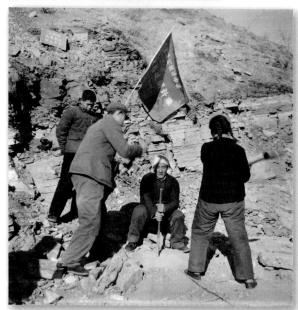

图24 和赤脚医生参加劳动，左二李炎唐

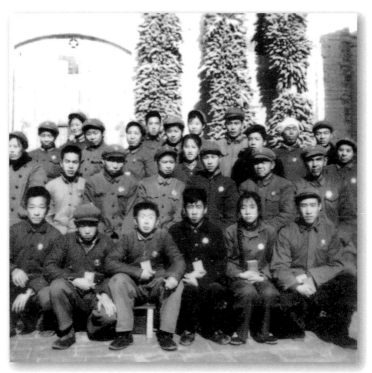

图25 和毕业赤脚医生合影，第二排左二起依次为：李炎唐、师曾美、西井大队领导、初连和、何长清，后排左四王凝芳

常有施工爆破的声音。还没到那里，就看到灯火辉煌，好像看到了大城市一样。车到卫生所门口，病人家属拉着我哭着说："李队长，救救命吧！"我说："我一定尽力。"卫生所照明都非常好，进去一看，他们都很紧张，正在抢救，输血，输液。"李队长赶快刷手吧。"我说："什么病啊？"我一边问一边换衣服，刷手，穿消毒手术衣，戴手套。他们说："一个老乡60多岁，胃出血，我们

正在抢救呢。不知道什么病，估计是胃出血。"我上了手术台问血压多少，他们说高压已降到30了，输了800毫升血，高压升到80。我说手术做到哪了，他们说下午就开始抢救了，眼看不行了，请你来帮忙。我说："什么问题，以前检查过吗？"他们说："以前没有，急诊来时看他吐血……"他们已经切口把腹部打开了，我摸病人的胃里是实的，估计都是血。我用注射器扎了一下胃，抽出来全是血。我和他们讨论研究，这是什么出血呢？是胃出血，做不做胃大部切除？若做胃大部切除，可血压低、不稳定，也不知道是什么病，风险很大，很可能下不了手术台。这个问题很大，建议卫生所领导向海军工程部队领导报告一下。大家研究认为不做只是等死，做也许还有救，就做胃大部切除胃肠吻合吧。将病情和治疗意见跟病人家属也说明了，请病人家属签字。病人家属不认识字，他们就告诉她并说尽可能救治。她看见几十个战士排队争着献血，多少人忙进忙出，隔着窗玻璃看见解放军在抢救，说："俺相信解放军！"于是在手术单上面摁个手印。输血成线快速进入病人血管（这是1969年夏天，在北京沙河261医院，和我院普通外科温赞铭主任给一位大小十几个瘤子病人做手术的措施），正在切胃当中，病人血压骤降，再也升不起来了，抢救无效。切开胃看看，究竟是什么原因出血，发现是靠近贲门胃血管出血，估计是胃癌。看完，就缝起来了，大家感到很难过。我出门的时候，病人一家居然跪

在地上，说："你不要走，吃了饭再走。"我说："我吃
过饭来的，不要客气。"他们说："我们也没有什么东西
可送，给你带点鸡蛋。"我说："谢谢你们，很对不起，
没能把老爷子抢救过来。"我深深感到，贫下中农对我们
十分信任，非常诚恳，在这样一种情况之下，他们还真心
感谢，使我心里更加难受。海军的同志们坚持让我和他们
一起吃了面条，才把我送回来。

　　五一国际劳动节快要到了，公社通知我们，那天到县
里参加庆祝大会，要求穿军装，带红宝书、红旗和水壶。
五一节，大家吃了早饭后，在村口排队集合，而后，县医
院救护车把我们拉到县武装部。上午10点钟在广场开会，
主席台上就座的有：县革委会领导、武装部领导，好像还
有一个部队的团长、政委，我和师指导员也上了主席台。
县革命会主任、武装部政委分别在庆祝会上讲话。下面
红旗招展，锣鼓喧天，气氛非常热烈。医疗队同志坐在前
面。会上先念毛主席语录，喊"毛主席万岁！"，接着医
疗队同志喊，"坚决贯彻毛主席'六二六指示'！""向
贫下中农学习！向贫下中农致敬！"地方同志喊，"向解
放军同志学习！"散会后，我们到武装部去吃饭。饭后，
我们提出要锻炼，走回西井。从下午1点钟开始走，女同
志走得慢一点，一小时大约走4公里，一直走到下午5点半
才走到西井大队。此时，天快黑了，回到点上，已经有老
乡在那里等着了。床板上躺着一个老汉，60多岁，干瘦干

瘦的，问什么病呢，说肚子疼。我进去就摸肚子，哎哟，典型的腹膜炎：舟状腹、板样硬，反跳痛很明显。检查时，病人哇哇叫。我问先是怎么疼，他说先是右上腹疼，后来是整个肚子疼。我让王凝芳也来摸一下，她说没问题，是腹膜炎。我说除两个人做饭以外（因为吃派饭已经来不及了），其他人分工：小安、小孙准备麻醉和手术器械消毒，老初负责联系灯，小徐他们配血，按此分工赶快准备。差不多过了一个多小时，天全黑了，准备工作全部就绪。在准备过程中，我说有两种可能：胃穿孔和胆囊破裂，问有没有带T型管，说有。我说打电话叫县医院的胡医生和海军卫生所的外科医生赶快来，让他们参加，这是个典型急症病人，是个很好的学习机会。因为他俩都在跟我学怎么做外科手术。我和王凝芳向病人家属征求意见，说："病情很严重，不手术不行，手术很危险，有可能撂在台上，手术后怎么样，能不能活很难说，我们会尽最大努力抢救。"他们说："不治没办法，相信解放军，你们受累了，尽量治吧！"参与手术的医护人员都到了，就刷手，上台，那两位医生加上初副队长当助手。王凝芳协助小孙做全麻，我强调："别出事，全麻不能太深！"（不敢打硬膜外麻醉，怕不好控制麻醉平面）我做一个正纵切口，纵切口好探查，打开病人腹膜，立刻从里涌出深绿色胆汁，马上就知道是胆囊破裂了。当时胆汁型腹膜炎死亡率很高，我自言自语地说："怎么办？反正得尽力嘛！"

我先找胆囊，胆囊破了一个大口，将胆汁尽量吸干净，周围用纱垫保护，把胆囊和胆管结合的地方用两针挑起来，要是缩回去就看不见。这时电灯突然灭了，一只手电筒只够照手术野，我叫其他同志赶快分头去找手电筒，到服务社去买电池。他们跑步去办。西井大队的人慌忙去搞气灯，因为事先没有准备，气灯不能挂得太近，因乙醚麻醉怕着火，还是手电筒比较保险。我问T型管煮好了没有，他们说正在煮。等煮完后，我先把胆囊切下来，然后把T型管在水里面洗了洗，插进总胆管做引流，把T型管固定好，从侧腹壁打个眼，将其引到腹壁外，用缝线牢牢固定在腹壁上。尽量把腹腔里胆汁吸干净，不能用盐水冲洗，防止胆汁扩散全腹腔。胆囊手术区放根引流管，从切口引出，肚子缝完以后，就把病人抬到老百姓家，并带个吊瓶，挂在墙上，我让两个护士轮流值班看护。病人家属也在那里守着。我跟他们家属讲，"这个病很重，叫胆汁型腹膜炎，死亡率很高，现在我们这里也没什么好药，到公社卫生院买三支链霉素，一天打一针，以后怎么样很难预料。"

头三天我每天去巡视两次。这老爷子病情和精神恢复得很好，过了七天，刀口一点也没感染，摸摸肚子都软了，排气顺畅。我说天啊，这真是农村，病人对什么药都敏感，要是在城里，真够呛。胆汁型腹膜炎别说用三支链霉素，就是用三十支也不一定能控制。

老爷子手术后过了十天就拆了线，什么事也没有了。

农村条件虽然差，但是很少用药，细菌对药物敏感，别看他骨瘦如柴，抵抗力却很强。他和家人特高兴，感谢的话说了一遍又一遍。

5月后，天气也慢慢暖和了。为了接受贫下中农的再教育，加深对自力更生、艰苦奋斗精神的理解，我们想到昔阳县大寨去参观学习。大寨就在黎城县北面，它是当时全国学习的典型。队里讨论，让师指导员跟武装部和县革委会打报告，请他们帮我们联系昔阳县委。很快就得到肯定答复，他们欢迎我们去。在5月的一天，由县里派一辆大卡车，武装部的部长和一部分同志陪同我们一道去。他们早上出发，到西井时，我们已在路口等。我们打着红旗、小孙端着毛主席像、各人揣着《毛主席语录》，还带着自己的水壶、挎包，虽然说天气暖和了，但晚上还是有些凉，所以大家还是带着棉大衣。大家都站在大卡车的上面，武装部的部长坐在驾驶室。他们先让我坐，我不好意思，说我还是在上面吧，跟大家在一块，又便于观看沿途风景。

上了大卡车，我站在前面第一排。车往正北方向开，沿太行山脊梁行进。在车上大家很活跃，唱着当时流行的革命歌曲，像《大海航行靠舵手》《打靶归来》等。到了左权县，左权的武装部部长带着我们瞻仰左权将军烈士纪念碑，给我们讲左权将军在抗日战争的英勇事迹，很受教育。我们在当地住了一晚上，左权县当地的武装部条件也有限，他们让黎城县武装部的同志住在武装部里面，我们住在老百姓家里面当时尽管是5月，由于山区晚上较冷，衣服基本上没脱，睡到半夜身上痒，一摸是白白胖胖的虱子。我少年时在云南，那时卫生条件不好，天气比较暖和，身上常有虱子，所以我有经验，摸到虱子，两大拇指头一挤，听到小而清脆一声响，便轻而易举地将其卡死。第二天早上，大家低声互相问抓到虱子了吗，大家点点头没吭气，说多了影响不好。早饭后我们继续往北走。到了昔阳县，天快黑了。大寨不知接待了国内外多少人，早已闻名遐迩。我们刚到左权和昔阳交界的地方，就看到了"人定胜天"几个大字，表明我们很快就到昔阳了，一路上可以见到像"愚公移山，改造中国"等许多大字标语，令人斗志昂扬。到了昔阳县，革委会很热情地接待我们，安排住在一个宾馆似的招待所里。第二天乘车去大寨，从远处就看到一排排砖房，墙上有"大寨"两个非常醒目的大字，大家异常兴奋。在村口下车后，我们到一个较高的地方，以大寨为背景合影留念。（图26）大寨已派人来迎接我们，来到一条街，街中有幅《毛主席去安源》巨幅画像。（图27）附近有座房，是他们的礼堂，这里接待过无数前来参观学习的人。一位小姑娘带我们进礼堂落座，一位大队干部给我们作报告，介绍大寨人在毛泽东思想指引下与天斗、与地斗的精神和模范事迹。报告完，我们高呼毛主席万岁等口号。而后，他们又带领我们参观梯田，沿着山坡小道往上走，到了虎头山，那里有军民共建的蓄水

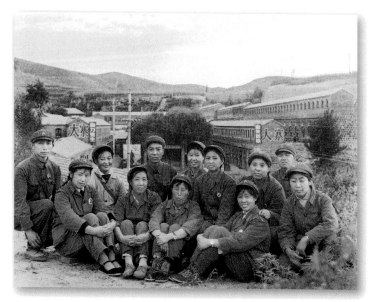

图26 大寨村前合影，左一李炎唐

池。虎头山地势高，可以看到整个大寨的全景（图28），
梯田非常壮观。由于解放军参与了建设的，所以大寨人民
对解放军有特殊感情。当时我们在虎头山上倍受感动，认
为大寨人非常了不起，在这里我们看到广大农民翻天覆地
的精神。下午，我们到陈永贵家参观学习，碰巧陈永贵在
家。他对解放军非常重视，特别是解放军医疗队，因为武
装部已经跟昔阳县革委会介绍过了，所以，陈永贵亲自接
见我们。我们来到窑洞前，他身穿农民服，头裹白毛巾大
步走出来迎接，同大家一一握手，然后坐在凳子上跟我们
合影，带我们到他家的窑洞屋里参观。之后，我们还拜访
了一些劳动模范。到铁姑娘郭凤莲家，由于房间小，我让

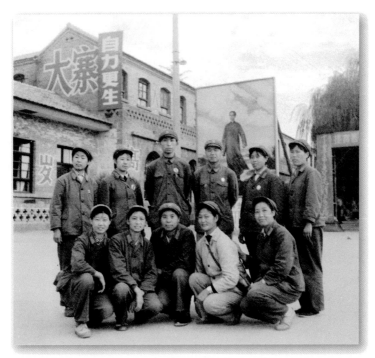

图27 在大寨，后排左三李炎唐，前排右一王凝芳

部分队员和她及家人合影，那时郭凤莲已经结婚，也住窑洞。（图29）第二天，我们向大寨人民告辞，对大寨人民敢于战天斗地的精神非常敬佩。我们高喊："向大寨人民学习，毛主席万岁！"离开了大寨。

我们打着红旗、端着毛主席像上车继续往北走，路过太原，然后到文水县云周西村刘胡兰家。

刘胡兰家是个院子，打扫非常干净。家里布置了刘胡兰的事迹及照片。刘胡兰继母胡文秀带我们到刘胡兰纪念馆参观（图30），而后瞻仰刘胡兰雕像和纪念碑，碑上

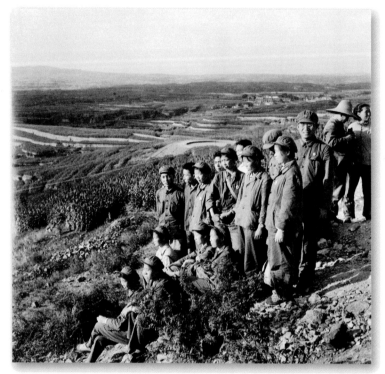

图28 全队和黎城武装部干部在大寨虎头山上

刻着毛主席亲笔题词"生的伟大，死的光荣"。（图31）
当年的老游击队员给我们讲了刘胡兰的英雄事迹：1947年
由于叛徒告密，国民党偷袭云周西村时，刘胡兰被捕，她
表现得非常英勇，在敌人的威胁拷打下，坚贞不屈，慷慨
陈词，"只要还有一口气活着，就要为人民干到底！"在
国民党当场铡死六人后，她视死如归，毅然走向铡刀，从
容就义，年仅15岁。同年8月1日，中共中央晋绥分局追认
她为中国共产党正式党员。我们向刘胡兰遗像深深鞠了三

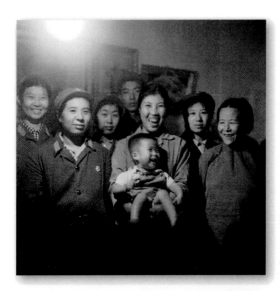

图29　部分队员和郭凤莲同志（右三）合影

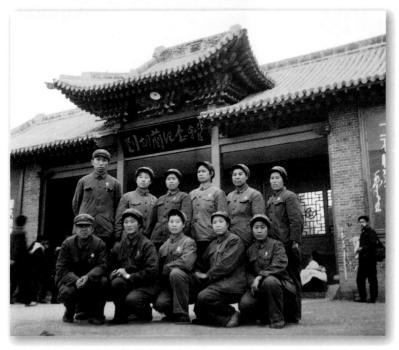

图30　参观刘胡兰纪念馆，后排左一李炎唐

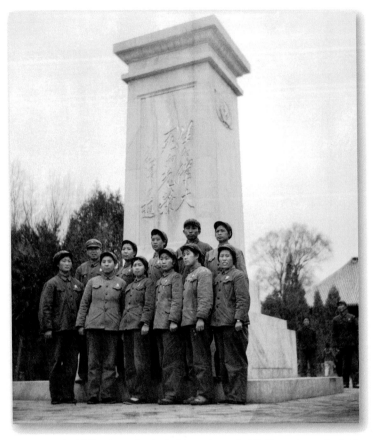

图31 在刘胡兰纪念碑合影，右一师增美，右二李炎唐，右三王凝芳

个躬，在刘胡兰纪念碑前和她继母胡文秀合影留念。（图32）看后大家喊口号，"向刘胡兰同志学习，向刘胡兰同志致敬！"我们受到一堂生动的革命英雄主义教育。而后，我们又回到西井。

转眼就到了6月，这时是当地青黄不接的时候，粮食

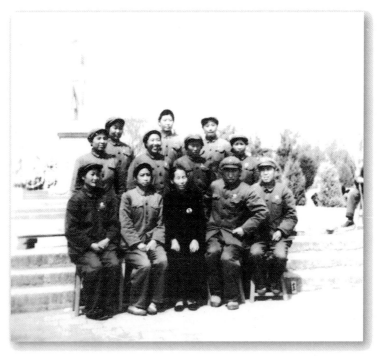

图32 在山西文水与刘胡兰继母胡文秀合影，前排右起依次为初连和、李炎唐、刘胡兰继母、师增美，第二排左二王凝芳

很少，为了体验贫下中农艰苦的生活，我们请西井大队帮我们联系吃忆苦饭。一天傍晚，初副队长带着我们到一户贫农家去，只见残缺不全的土墙，窄小破旧的房子，大家只能呆在院子里面。当天晚餐，他们用槐树叶子加一点糠，再加点棒子米面捏成窝窝头。蒸熟后，发给每人一个。当发给老何时，他赶快装到裤兜里，被我看到了，他很不好意思。我没吭气，因为我们两人虽都有胃溃疡病，有区别，我是队长，他是队员，又是老同志，快到50岁的

人了，身体没有我好，不吃情有可原。吃窝窝头时一人一碗开水就着糠和槐树叶子，是很粗糙的，所以很难咀嚼和下咽。晚上，老何悄悄对我说："老李，你看，真不好意思。""我说，算了，我明白，你不要再说了。"半夜，我自己胃酸很多，心口疼痛得厉害，起来喝了两口氢氧化铝凝胶，才慢慢睡着了。第二天，反酸仍然很厉害，因为糠会引起胃酸，所以，又吃了氢氧化铝凝胶。没过几天，老何告诉我，他胃出血，疼得厉害。我知道，这是饮食不周引起的。

我跟师指导员和老初商量了一下，为了避免老何在点上出事，用县医院的救护车把他送到长治，到地区医院做个钡餐检查，发现他的溃疡面大且深。我跟师指导员说恐怕在这里治不好，跟地区团部打电话，向他们请示报告。他们同意我们请示院里，建议回去治疗。我亲自给解放军总医院革委会靳来川主任打电话说："靳主任，我是第五医疗队李炎唐。"他说："什么事？"我说："何长清同志胃出血很厉害，我们请示让他回医院治疗。"他同意后，我们派了一个队员把老何送回医院。大家让那个队员给自己的孩子带点东西回京，以表关怀。我让她给我儿子带两个苹果，同时让她带两瓶氢氧化铝凝胶来。因为我胃疼得也厉害，带来的氢氧化铝凝胶基本上快喝完了，县和长治都没有这个药。当时没什么特效的好药，这就是最好的药，它对溃疡黏膜起保护作用，避免胃酸刺激。我们请县里派一辆吉普车，把他们从黎城一直送到河北邯郸，再送到火车上。老何很快回到解放军总医院，胃病得到良好治疗。

到大寨参观前，我们已接到通知，7月份将转点到黎城东阳关去。所以回来后，基本上不做手术了，因为做手术要至少观察两个星期，特别是骨科的手术，要打石膏，要观察更长时间，除了急症以外，开始做转点准备工作。从6月下旬起，我们开始收摊。在离开西井大队以前，大家分头去吃过派饭的人家去探访，表示感谢。另外，师指导员、初副队长和我到公社和大队去拜望，感谢他们半年多来给我们的关心与支持，去看望公社总机接线员。每人把自己住的老百姓家的屋子收拾利落，打扫干净，在走的前一天晚上，把每家水缸里的水都挑满。我们把点上的医疗器械都收拾好了，集体到公社卫生院去一趟，感谢当地公社的医生、药房同志，还有一些做化验的同志，感谢他们的无私支援和帮助。听说我们要走了，公社和大队的贫下中农都依依不舍，十分留恋。我们走那天，他们一大早就赶到西井大队的村口，敲锣打鼓，夹道欢送。县里派来一辆卡车，初副队长押送行李打前站已经走了。县医院派了一辆救护车，我们端着毛主席像，打着红旗，排队从村里面走出来。（图33）这时老百姓高呼："感谢解放军，感谢医疗队！"我们也高喊："向贫下中农学习，向贫下中农致敬，毛主席万岁，共产党万岁！"口号声此起彼伏，震动原野。好多老百姓心情非常激动，不少人都哭出了声。我除了和老百姓打招呼，还同公社领导一一握手告别。（图34）上了救护车，我们就向南朝黎城开去。

路过黎城，我们没停留，转向东开，一直到了东阳关。东阳关在黎城和河北涉县之间，是个军事要地，靠近大公路的旁边，交通方便，电灯也比较普遍，不管喝水还是住宿，我们点上的条件比西井好多了，当地老百姓穿的衣服也比西井好，西井在大深山沟里面，是黎城县很苦的地方，所以我们呆的时间最长。到东阳关，一下车，大家把铺盖一放，先把这个点安好，"手术室"按照西井的模式布置。房子比较干净，我们把门板都搭好。我们医疗队

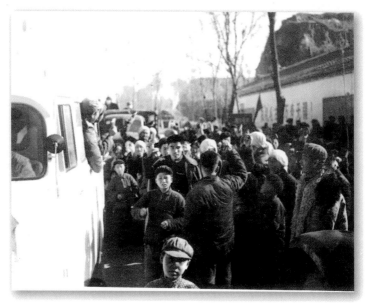

图33 黎城西井贫下中农欢送医疗队

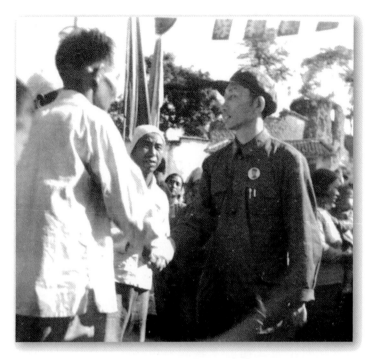

图34 与西井公社徐景贤主任握手告别

能治病能做手术，当地老百姓早有耳闻，医疗队未到，好
多人已经等候在那了。此地各种各样的病都有，内科外科
就跟在西井看到的病一样，特别是大脖子病很多。按老规
矩，先到公社卫生院找个化验室，将显微镜检查一下，因
为东阳关离县城比较近，有些设备、有些液体补充比在西
井容易多了。到了点上后，大家就忙着看病。晚饭后，屋
子里面已经有电灯了，虽然不是很亮，总比豆油灯好多
了。老初说为了工作需要，他跟师指导员说好了，他住在
另外一个地方，我也不管他了。

　　来到这里没两天，有位脖子上长个大肿物的患者说："听说你们在西井能把这个疙瘩'拿掉'，我这个疙瘩已经很长时间了，现在喘气都困难，说话声音有些嘶哑。"我们知道已经压迫喉返神经。我和王凝芳一块看了看，大家确诊是甲状腺肿，皮下静脉血管都很粗（怒张），肿物差不多有小椰子那么大，在整个下巴底下，下垂到胸部，所以他不能躺着睡，只能半卧着睡，因为压迫气管，是很痛苦的。我们在西井已经积累了这方面治疗经验，决定还是给他做手术。我们给他亲属讲："你们看，血管这么粗，出血会很多，有很多风险，刀口也大，还容易感染。"他们说："没办法，不做这样下去也不行。到长治，人家都不给他做，求求解放军救救他的命吧！"我们叫县里胡医生来一块看了都同意以后，便让患者及亲属办了手续，签了字。这是来这里后第一个大的手术，我们商量主要几条：一是麻醉基本上是用针麻，因为那个时候针麻风行一时，而且对胸部以上麻醉效果好一些。小孙学过针麻，手上用穴位麻醉，刀口用局部麻醉，皮肤的敏感性很强，怕麻药过敏，因为当时只有普鲁卡因，那时世界上已有不少病人对此药有不同程度的过敏，让他做皮试，看看有没有什么过敏反应。还要准备血，因为离县城比较近，血源也方便一点。还要抽血配型，已经给他准备了800毫升血。把各个方面都想到了，连伤口用的纱布等都准备好，同时也跟东阳关公社及大队作了报告，因为这个病人不是本村的病人，是外村的病人，所以更要慎重。

第二天准备就绪以后，由王凝芳和小孙两个人负责麻醉，王凝芳主要负责全身情况、生命指标：血压、脉搏、瞳孔、呼吸。我们让病人平躺，肩膀抬高，把整个脖子往前弓起来，头朝后仰，脖子显露得更好，把纱袋放在脖子两边，铺上无菌单巾，用龙胆紫棉棍在脖子上画条横线为切口作标志。手术开始，我们顺着这条线用0.25%普鲁卡因做皮内局部麻醉，打一层切一层，让肿物充分显露。我和胡医生沿着肿物，紧贴着一层一层分。（图35）我一

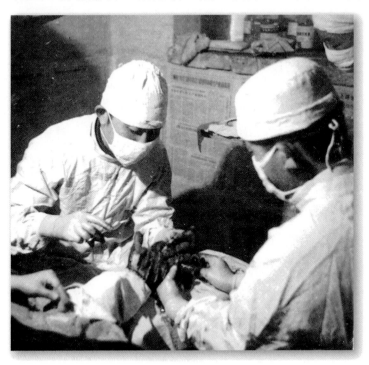

图35 甲状腺瘤手术，左李炎唐

面做一面说："因为后面喉返神经紧挨着，一不小心就会把神经损伤，会影响说话，甚至影响呼吸，所以一定要注意后面神经。"到肿物后面，每碰一点，就问病人痛吗，并听他说话声音是否正常。因为血管很丰富，一看渗血多（局部麻醉，小血管扩张渗血多），我们就赶快输血，事先液体已经扎好，输的血一滴滴慢慢往静脉进，尽量让他少出血。到后面，在气管旁边已经看到神经，所以一碰，就让他叫一叫，说句话，病人一说话，我们知道没伤，这样把整个瘤子取下来，就赶快把切口一层层缝好。因为创面很大，肿瘤撑大的皮肤一下子就松下来了，如果单独缝，下面就形成一个大腔，会有很多的积液、渗血，多了也容易压迫气管，影响呼吸。我们在切口下方、胸骨上缘做小切口，把引流条从两边经此切口引出，一层一层缝好以后，用纱布轻轻压住切口，尽量不留空腔，避免渗血，完了以后用绷带轻轻缠住。做完手术基本上到晚10点前。头一天派护士轮流守护，带胡医生基本是一个多小时、两个小时去看看（不能只教如何做手术，还要教全过程观察处理），主要是看看有没有渗血压迫气管，看看有没有危险。过了三天以后，这个病人说话还稍微有点嘶哑，手术部位局部会有些水肿，对神经也有压迫。到了第五天，我们把病人脖子上的线拆掉，观察了一个多星期，病人没事，说话声音好转，病人就回去了。手术完当时就拿着肿物给他家里人看，也给大队的干部和支部书记看，大家看完后说："哎呀，那么大的东西啊！"非常惊讶和高兴。这是在东阳关打的第一个大仗。

　　到了东阳关以后，我们早就听说八路军在东阳关打了　胜仗，所以，我们请东阳关公社给我们安排一次革命传统教育。一天上午，我们照规矩，打着红旗，端着毛主席像，跟着大队干部和一位当地的老游击队员（60多岁）从东阳关出发，沿着公路往下走，因为黎城地势高，涉县地势低，我们朝涉县的方向走，一路下坡。然后，进了一个峡谷的口，我们继续往下，走不多远，老游击队员带着我们往右边那座山上走。我们一看，两边山都很陡峭，呈五六十度，山坡上零零散散有几户人家，都是土坯房子，仅有一家是砖瓦房。我们跟着他从山上沿着弯弯曲曲的小路走，到一个地方停下来了，他说："你们看，这个地方就是当时的指挥所。"顺着他手指的方向往那看，正好这里是一个制高点，从这看，由东阳关到涉县是从上到下弯弯曲曲的公路，老远就可以看见一个入口，那一段完全是山沟谷底蛇形路，那口是我们看到最远的地方。他说："这里便于观察和指挥。"那是1941年冬季反"扫荡"史称"黄崖洞保卫战"中的一个局部战斗。当年　11月9日，日军第36师团以"反转电击"战术向黎城以北黄崖洞、水腰地区进攻，并以一部兵力袭击东阳关。八路军驻太行区部队在民兵和人民群众配合下，经过八昼夜战斗，予日军以杀伤，迫使其退回黎城和涉县等地。此战八路军以伤亡百余人的代价，毙伤日军800余人，使兵工厂重要机械和人员得以安全转移。那次战斗打得非常漂亮，从此以后，相当一段时间日本鬼子不敢轻举妄动。

9月份，东阳关大队一个老大妈抱着他孙子来找我，见面就说："李队长，看看我这孙子，他头后面鼓个包，一咳嗽就大，一哭就大。"我和王凝芳一看，这是高位脑脊膜膨出。我说："这个做不了，太危险了，做不好就死在台上。"她说："不做，小孩也是个残废。"我们想，如果不做，肯定活不长，容易下身瘫痪。在我们未明确作最后决定前，我走到哪，大妈跟到哪，死活非让我给他孙子做手术不可。后来，我说好吧，我先照个片子再说。（图36）

而后，我跟师指导员和老初他们商量，我还是回北京去请教一下我院段国升主任。我在1969年珍宝岛抢救病人时，请他到前线去会诊过，认识。我就拿着片子，坐公共汽车到邯郸，又转乘火车到了

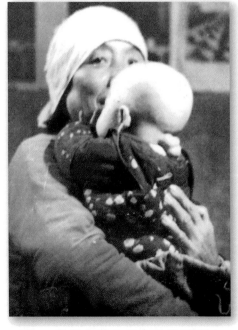

图36 半岁多婴儿高位脑脊膜膨出

北京。我先到新华书店买一本《神经外科手术图解》，看了一下解剖手术大概怎么做，心中有了点数。后来我到科主任住的六号楼，当时是专家的住所。段主任刚从沈阳调来不久，我在那里找到他，把片子给他看，问手术怎么做。他说这个是有一定难度。我在西井大队做过下面骶部脊膜膨出，就是把它解剖出来，把两边脊膜翻过来，把膨出部盖压住就行，但这个地方搞不好，一破脑脊液流出，很易发生脑疝，立刻死亡。再则，绝对不能发生感染，所以手术风险特别大。我问他这个怎么做，段主任一点一点地告诉我怎么做。后来我到器材库带了一些针线，到家里看看我的小儿子，队员要我捎回的东西也带给他们各家。因为时间紧迫，我不能在北京多呆，在北京两天多，就赶回山西。由于我带了一纸箱药，给队里打了长途电话，师指导员派人到邯郸车站接我。我一下火车，来人在站台上接我，一块提着箱子，上了公共汽车。到东阳关下车时，当地老乡认识我们，立刻帮助将东西搬到了点上。到点上后，我跟全队汇报了一下，因为确实是有风险，再次和小孩爸妈、奶奶说手术风险很大，搞不好就撂在台上，"手术室"无菌条件有限，手术后有可能感染。大妈说："不做有什么办法，死了也比活着受罪好，做，可能有些希望。"说到这份上，大家只能同意，上报到团里，同时也向东阳关公社和大队作了报告，他们也同意。我们用复写纸写出手术申请报告，让他们签字，报告明确写上：手术中有可能死在台上，有可能感染，也会影响生命，并强调说：孩子太小，麻醉很困难。他们签字，表示同意。手术体位：小孩让他趴着，不能让他哭，要让他呼吸，还得麻醉，所以找王凝芳、小孙，我们大家想了很多办法。我说："趴着让他睡着就行，还不能太深，只要小孩不动。"先打了一针睡觉药，小剂量，让小孩睡着，让他趴着，我们专门做了一个圈套，把头能够卡住，脸朝下，嘴、鼻、眼睛在圈套空处，趴着头歪着也不行，歪着头怕他呼吸不好，所以让他趴着，呼吸又好，给药方便，又能够观察。小孙蹲下来，看着小孩呼吸，老王跟她一块看着，本来就是半岁多的小孩。我这次带的都是一些眼科的东西，镊子、剪刀等，县医院、公社卫生院的东西也借来，吸引器都准备好了。小孙、小安都是在手术室工作几年的人，静脉穿刺输液技术过硬，用头皮针给他输上液体，所谓头皮针是很细的针头，扎在小孩的静脉也是非常困难的技术。小孩皮肤嫩而薄，一层层切开，到脊膜膨出部，轻轻把外层组织划开，在其两侧韧带各做一U形瓣，脊膜像纸一样薄。我告诉他们千万不要把脊膜碰了，注意防止咳嗽，一定要轻轻按住，将一侧瓣翻过来压住膨出部，将其外缘与对侧韧带缝合，对侧U形瓣翻过来，与之折叠起来，缝到对侧，折叠起来是脊膜鼓起的地方，正好盖上，各层一针一针地缝合，无菌纱布盖好切口。手术切口不像大手术那么长，但主要每个步骤都非常细，而且时间不能太长，要不小孩受不了，时间越长，风险越大，所以始终我还是两快一慢，切皮缝皮快，当中要慢，一点一点，可以说精雕细刻。大概经过一个多小时手术完毕，这时小孩完全醒了，不能让他哭，手术切口要包扎好，让他妈喂奶，哄他抱着他，不让他哭。他奶奶和姥姥全家人都非常高兴，县医院、县革委会主任也都知道了此事，都高兴地说医疗队是贫下中农的救命恩人。这次手术对我们来说是一个很好的学习和锻炼。

11月份，我们转到最后一个点——上遥公社上遥大队。上遥在黎城和长治之间，它地势比较低，有一条河叫浊漳河，那里在整个黎城县是比较富的，适宜农作物生长，是个"山清水秀"的好地方。到了那里，住宿的条件也比较好，农民生活水平高，自己开伙、派饭都没有问题。在这里我们工作按照三个月安排，基本上不做太大的手术，如果病人一定要做，要解决问题，但最后一个半月绝对不做大手术，万一有什么问题不好观察和处理。我们还要接受贫下中农的再教育。上遥公社的革委会主任是位劳动模范，他带人修了一条渠，对整个公社田地灌溉非常好。我们去了以后，就请他带着我们到渠上参观。这个渠在山的悬壁上面，居高临下，把上面的水引过来，往下流灌到田地里。渠堤这面是水，那边是悬崖峭壁，距地面至少有20多米高（图37），在上面走，刚开始不觉得，走到半道，我有点头晕，出虚汗，人都快虚脱了，可能有点恐

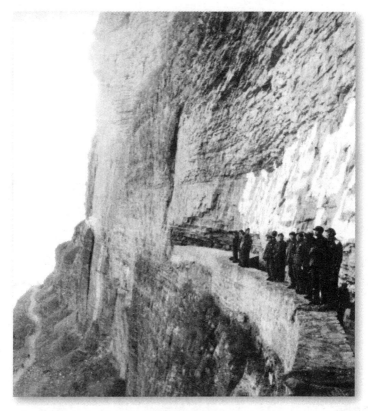

图37 上遥公社主任带领参观水渠，前排左二公社主任，左三李炎唐

高症，但也不好意思说，只能慢慢走，不敢往下看，只能往里看，跟着他们走。公社革委会主任跟我们讲，这个渠是怎么修的，能够灌溉多少面积田地。当时人们常说，既要靠天，更要靠人。毛主席主张"人定胜天"，可以利用人的主观能动性改造环境，搞水利工程引水灌溉土地，可以劳动致富，改变山区落后面貌。（图38）

通过晋东南军分区联系，我们还到长治参观。在长治我们主要参观一个兵工厂，外面牌子挂的是机械厂。兵工厂的人看见解放军都很欢迎。到了机械厂里，首先参观造机关枪的车间，再看造鱼雷的，当时一个鱼雷要一百多

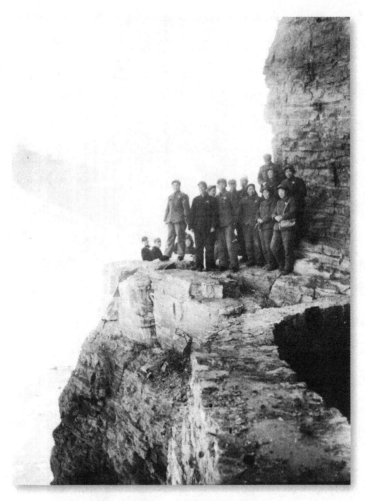

图38 上遥公社土任介绍水渠

万元，相当于一架米格17战斗机的价钱。我们第一次了解鱼雷是怎么回事，鱼雷在水中上行，靠后面发动机推进，前进速度很快，前端有一个雷管，引爆器撞到前方船舰就爆炸。看完鱼雷以后，我们又看了制造各种子弹的车间。那时，我国正在援越抗美，援助越南武器很多，我国做了很大贡献。而后，我们到了军用被服厂。我看到他们把被服一捆一捆压得很紧，棉被、军服都是一个一个小包压成像豆腐干似的，包的两面各用四根竹条板做"井"字形捆绑，既结实又好提。这些被服用火车运到广西、云南，再通过胡志明小道运到游击区。

因为我们曾给驻长治的空军同志治过病，帮他们查体，所以，他们和我们关系不错，邀请我们到飞机场去参观。他们用空军灶招待我们，空军灶什么概念？当时伙食每人每天五块多钱，相当于现在五百块钱一天的伙食，所以，我们像吃宴会似的。本来他们领导说，让我们坐飞机在长治上空转一圈，因为我们这些人从来没坐过飞机，让我们上天看看，由于前不久刚摔了一架飞机，现在大家还心有余悸，不敢让我们乘，万一出了事，没法跟北京交代。我们在飞机场参观了一下飞机和机场设施，之后，就回上遥了。

1971年伊始，上遥公社举行了元旦军民联欢会，把我也拉到台上入座，还让我讲话。（图39）我不善言辞，讲了几句感谢和祝福的话，并带头喊口号。在上遥，我们吃

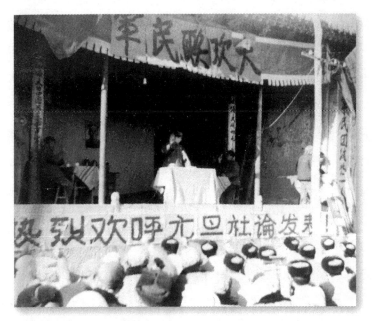

图39 李炎唐在上遥公社庆祝1971年元旦联欢会上讲话

饭和以前别的点不一样，因为他们条件比较好，公社、大队的一些干部和我们聚会，他们喝的高粱酒，我不能喝，只能婉谢。菜有拔丝土豆和地瓜，肉比其他两个公社多，有土豆烧肉、炒圆白菜等。西井和这里没法比，因为西井根本没法种菜。

元旦后，我们接到解放军总医院的通知，要研究气管炎，各个地方都要研究。我们发动群众，主要是赤脚医生，了解他们以前主要用什么治疗，除了一般中草药还有什么，问来问去，听说当地有一种树叫"棒棒木"，治疗气管炎，他们用这种木头熬水以后，喝了还有效。我们全队同志跟着赤脚医生到山上去找棒棒木，砍了些小树枝回来。然后大家讨论：用此树枝熬水也不能广泛用啊，不好携带，那么这种水能不能提炼，把它浓缩呢？大家出点子想办法，开会讨论时，七嘴八舌，特别是小徐、王凝芳等尤其活跃。而后，大家分工实验，先用水泡，再行煎熬，浓缩，一些气管炎病人吃了这种药剂果真见效。后来我们又想，再把它提炼一下，做成针剂看看怎么样。我们派人到北京、到长治学习，回来时带来很多小空的"安瓿"瓶。将口服的药水再用微火煎，进一步浓缩，用注射器抽，打到小瓶里，装成一瓶一瓶，形成一条"流水线"。我参加了瓶口密封工作。我怎么密封的呢？夹着瓶子到酒精灯顶部最热处，一位同志将氧气袋管的玻璃接头离火约五六厘米，放氧气一吹，温度立马提升，一下瓶口玻璃就红、溶化，用血管钳一夹就封住了。封了以后，放在高压锅里消毒。第二天队员们自告奋勇，在自己身上做皮下试验，看看感染不感染，结果没有一个感染的，也没有发生过敏或其他不良反应。我们把这个成果向上报告，得到上面和公社的批准。当时我们不知道为什么要大规模搞气管炎试验研究，回京后才知道，这是周总理号召的，让我们医疗队员广泛的研究，因为气管炎是一种比较普遍的老年疾病，比较顽固，周总理要医务人员千方百计攻克这座堡垒，解除广大民众的痛苦。周总理真是一片苦心。我们医疗队的研究成果，当地贫下中农有这种病的人都用了，有一定的效果（图40），当然效果不是非常显著，这种病亦很难根治。后来我们得知别的医疗队的同志，如黄秀琴用蛤蚧治疗慢性支气管炎的方法也有较好的效果。所以农村是广阔的天地，人们只要勤于动脑、动手，真是可以大有作为。

我们通过解放军总医院赴山西第五医疗队这段时间不平凡的经历，深切感到在为贫下中农服务的同时，也受到了深刻教育和很大锻炼。我们看到那么多在城市里见不到

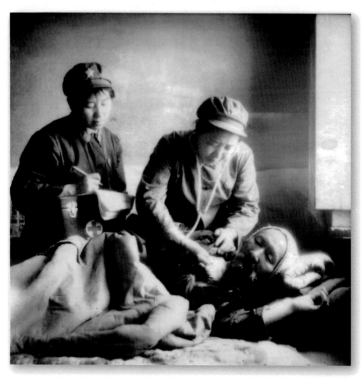

图40 王凝芳（右二）、龚玉美（右一）为老农看病，观察疗效

的病人，学到贫下中农因地取材的一些土办法，感受到中西医结合道路的正确，提高了我们为人民服务的思想观念和本领。

我们中华民族为什么能够繁衍生息，延续下来，崛起东方，许多严重的多发病、疑难病可以治疗，这与产生了像伏羲、扁鹊、华佗、张仲景、葛洪、孙思邈、李时珍等医圣药王，以及《黄帝内经》《中藏经》《伤寒杂病论》《肘后备急方》《千金要方》和《本草纲目》等经典名著息息相关。

李炎唐

2011年11月11日